日常診療虎の巻!

対岸の火事, 他山の石

国立病院機構大阪医療センター脳神経外科
中島 伸／著

羊土社

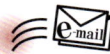「羊土社メディカルON-LINE」へ登録はお済みですか？

羊土社編集部ではメールマガジン**「羊土社メディカルON-LINE」**にて，毎月1回(15日頃)，羊土社臨床系書籍の最新情報をはじめ，求人情報や学会情報など，役立つ情報をお届けしています．**登録・配信は無料です．**まだ登録がお済みでない方は，今すぐレジデントノートホームページからご登録下さい！
また，**「羊土社メディカルON-LINEモバイル」**もございます．どうぞこちらもご利用ください！

レジデントノートホームページ　http://www.yodosha.co.jp/rnote/

▼羊土社臨床系書籍の内容見本，書評など，情報が充実！　▼わかりやすい分類で，ご希望の書籍がすぐに見つかります！▼24時間いつでも，簡単にご購入できます！　▼求人情報・学会情報など役立つ情報満載！　ぜひご活用ください！！

※バイオサイエンス系などその他の羊土社出版物の情報は羊土社ホームページ
　(http://www.yodosha.co.jp/)にてご覧下さい

序

　私が医学部を卒業した20数年前，勉強しようとして手にする本は分厚い教科書か，難解な医学雑誌しかありませんでした．いくら向学心に燃えて本文を読んでもさっぱり内容が頭に入ってこず，自分の怠慢を棚にあげて「もっとわかりやすい本はないものだろうか？」と思ったものです．

　そのようなことを考えていたところ，縁あって羊土社の月刊誌「レジデントノート」に連載を開始することになりました．もう6年も前のことになります．

　以来，ひたすらわかりやすく日常診療に役に立つ医学エッセイを書くことを心がけてまいりました．特に注意したのは次の3点です．

① 脳神経外科医だけでなく一般の医師が読んで役に立つコモン・ディジーズを中心にする
② 情報量が多くなりすぎて難解にならないようにする
③ 自慢話や説教は極力避け，できれば笑いをとる

ということです．

　口に出して言った覚えはないのですが，いつの間にか羊土社からの毎回の執筆依頼も

「親しみやすい文章で休憩時間に読める内容で，1回の掲載に1つの教訓を示す」

となり，期せずして私の意図が伝わっていたようです．

　とはいえ，実際に連載をはじめてみると，ちょっとした医学的事実を確認するために本を何冊も調べたり専門家に教えてもらったりすることになり，案外，苦労させられました．「Teaching is learning」という言葉を実感した次第です．

さて，6年間のうちに書いたエッセイも60回に達し，ちょうどキリのいいところで1つの本としてまとめることになりました．とはいえ，この間にも医学の進歩，医療の変化というのは驚くべきものがあります．執筆時に参考にしたアメリカ心臓協会の「ガイドライン2000」は改定されて「ガイドライン2005」になり，内容もすっかり変わってしまっています．ということで，すでに時代に合わなくなってしまった部分は思い切って捨ててしまい，合計42回分のエッセイに新たな図などを加えて1冊の本にしました．

　読者の皆様は，休憩時間でも，当直室のベッドの上でも，あるいはトイレにしゃがんでいるときでも，気軽に本書を広げてみてください．1つの話を読むごとに「1つ賢くなった（ような気がする）」と感じてもらえれば，著者としてそれ以上に嬉しいことはありません．また，明らかな間違いや言葉の足りない部分は是非ともお知らせください．できるだけ皆さんの助言を生かしていきたいと思います．

　最後になりましたが，本書を作成するにあたって助言をいただいた多くの先生方，羊土社の久本容子氏，保坂早苗氏，佐々木幸司氏，大政素子氏，中林雄高氏をはじめとした代々の担当者の皆様，そしていつも最初に原稿に目を通して励ましと適切なアドバイスを与えてくれた妻の中島和江に深く感謝いたします．

2007年3月

中島　伸

日常診療 虎の巻！

対岸の火事，他山の石

第1章　疾患のあれこれ

① 脳・脊髄・末梢神経　　　　　　　　　　10

その1	私の頭痛診療	頭痛	10
その2	アポったのではないかと思うのですが	脳卒中の見分け方	16
その3	本当にアポってしまった！	脳卒中の見分け方，対応	19
その4	知ってりゃ簡単	低脊髄液圧症候群	22
その5	脳外科的電解質異常	電解質異常	28
その6	有意義な昼めし その1～ムチウチ診断の巻～	ムチウチ	32
その7	有意義な昼めし その2～ムチウチ治療の巻～	ムチウチ	38
その8	橈骨神経麻痺について	橈骨神経麻痺	45
その9	カンニングペーパーの効用	手足のしびれ	50

② 外傷・救急　　　　　　　　　　56

その1	失神あれこれ その1	失神	56
その2	失神あれこれ その2	失神	60
その3	弾丸がコメカミをかすった！	腹部大動脈瘤破裂	64
その4	頭部外傷後の高次脳機能障害	頭部外傷後の高次脳機能障害	70
その5	患者の解釈モデル？	熱中症	75

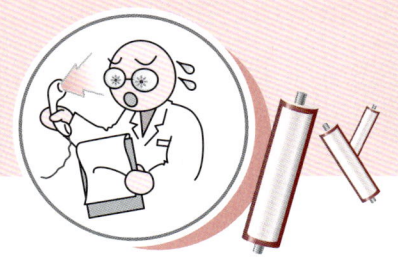

その 6	脳外科病棟に紛れ込んだ腹部外傷	腹部外傷	80
その 7	前人未踏の12S	自損事故	85
その 8	自転車でゴチン	創傷治療	89
その 9	患者は冷や汗，医者アブラ汗	迷走神経反射（ワゴトニー）	95

③ 精神疾患・その他　　101

その 1	周囲はオロオロ，本人平然	認知症	101
その 2	延々つづく想定外	認知症	105
その 3	入院自体が大きなリスク	入院のリスク	110
その 4	言い負かされて，後でコソ勉	誤嚥性肺炎	114
その 5	HIVがやってきた	HIV陽性症例手術	119

第2章　手術・手技・訓練

① 手術　　126

| その 1 | 自分用手術ノート | 自分用手術ノート | 126 |
| その 2 | ひたすら練習，修行の毎日 | 微小血管吻合 | 131 |

② 手技　　135

| その 1 | 私のルンバール人生 | 腰椎穿刺 | 135 |

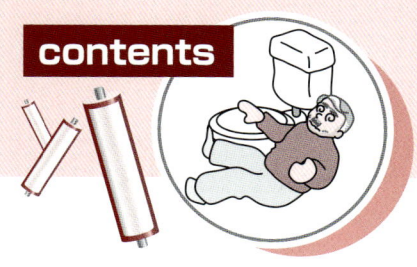

contents

| その2 | 日常生活を医療行為へ応用する | アームロック | 139 |
| その3 | 入れてはならぬ皮下と食道 | 気管切開チューブ | 142 |

③ 訓練　　148

その1	魂を抜かれた災害訓練 その1	災害訓練	148
その2	魂を抜かれた災害訓練 その2	災害訓練	153
その3	災害訓練再び その1	災害訓練	157
その4	災害訓練再び その2	災害訓練	162

第3章　プレゼンテーション・コミュニケーション

① 診療録　　168

| その1 | キチンと区別，事実と推測 | 診療録記載 | 168 |
| その2 | 知識を蓄え，ロジック鍛えよ | 診療録記載，プレゼン | 173 |

② プレゼンテーション　　179

| その1 | 学会発表をのりきるコツ | 学会発表 | 179 |
| その2 | 若手脳神経外科医フォーラム | フォーラムの世話人 | 183 |

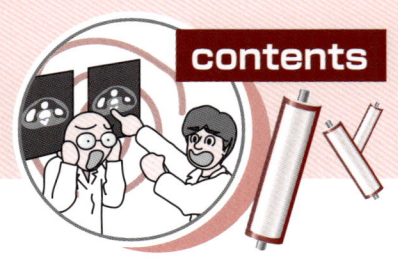

③ 論文　　　　　　　　　　　　　　　　　　　　　　　　　　**189**

その1	皆で楽しむ人生ドラマ	論文執筆	189
その2	マネー・ボール	データの解釈	194
その3	リスク補正で正しい結果	リスク補正	199

④ 教育・人間ドラマ　　　　　　　　　　　　　　　　　　　**205**

その1	人間3分割法	教育	205
その2	赤ひげ	赤ひげの教育・診療	210
その3	シナリオ通り	大往生	214

　　一句集　　　　　　　　　　　　　　　　　　218
　　索　引　　　　　　　　　　　　　　　　　　220

第1章 疾患のあれこれ

① 脳・脊髄・末梢神経　　　　　10
② 外傷・救急　　　　　　　　　56
③ 精神疾患・その他　　　　　 101

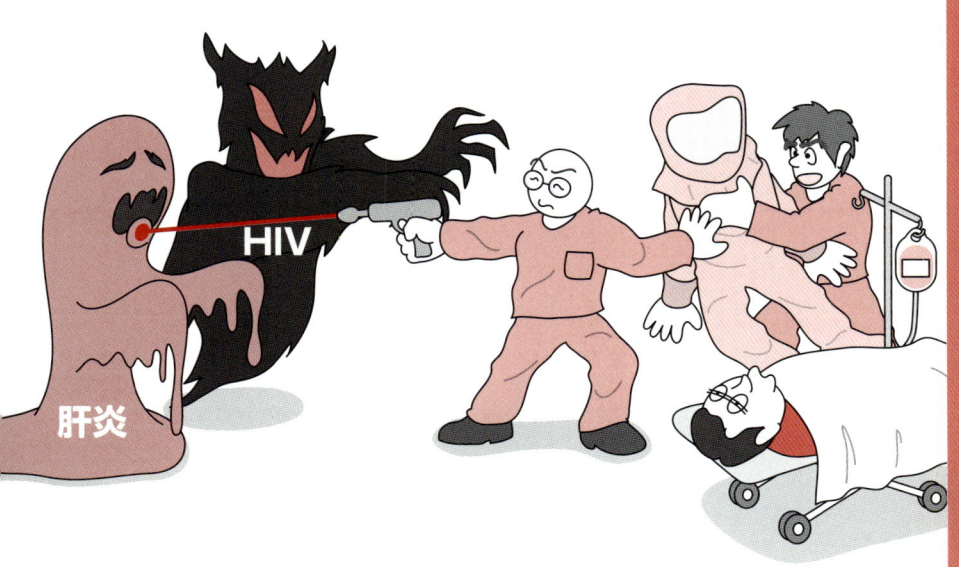

第1章 疾患のあれこれ ① 脳・脊髄・末梢神経　　頭痛

その1　私の頭痛診療

　脳外科外来で遭遇する訴えのなかで，最も多いのは「頭痛」です．ところが「頭痛診断法」の勉強は案外難しいように思います．何がどう難しいのか，ひとつ私の考えを聞いてやってください．

❖ 遠い昔・・・私がまだ研修医だった頃

　「『頭痛』の診断に強くなろう」と考えた私が読んだ教科書は，その著者の一大頭痛コレクションでした．アイスクリーム頭痛，チャイニーズ・レストラン症候群，性交時頭痛などなど．著者の頭痛に対する造詣の深さには感心させられるものの，自らの頭痛診療に役立ったかというと，これは大いに疑問でした．このような百科事典的教科書を読んで頭痛に対処しようとする方法を仮に「百科事典アプローチ」と名付けましょう．

❖ ほどほどの昔・・・私が脳神経外科専門医を取った頃

　多くの頭痛の症例を診て経験を積んだものの，あまり思うような診療ができなかった頃のことです．以前よりも少しは頭が回るようになっていたため，その頃に読んでいた頭痛の教科書に対しても釈然としないものを感じるようになりました．
　すなわち，脳神経外科を専門とする人が書いた教科書は

> 「クモ膜下出血を見のがすな！」

ただそれだけがメッセージといっても過言ではありませんでした．
　つまり，

> ・軽い頭痛でもクモ膜下出血のことがある
> ・頭部CTで出血を認めなくてもクモ膜下出血が隠れていることがある
> ・クモ膜下出血は生命の危険に直結する

ということです．もちろんこれはこれで間違いありません．しかし，こ

とはそう簡単には運びません．
　というのは，
中島「クモ膜下出血があるといけないので，頭部CTを撮影しましょう」
患者「ぜひお願いします」
（しばらくしてCTのフィルムができる）
中島「クモ膜下出血はないみたいです．よかったですね！」
患者「なら私の頭痛は何ですか？」
中島「えっ！」
という流れになってしまいがちだからです．CTやMRIで器質的疾患がないとわかった時点で，つい脳外科医は「俺の仕事じゃねえよ」とテンションが落ちてしまうわけですね．

　そもそも頭痛を主訴として脳外科外来にやって来る人のなかで本当にクモ膜下出血なのは，多く見積もっても1割もありません．残り9割の人に対して「命にかかわりのないような頭痛は内科でみてもらえ！」とばかりに足蹴にしても，患者さんは納得してくれません．

　その一方，神経内科を専門とする人の書いた教科書はえてして，

「原発性頭痛は緊張型頭痛，片頭痛，群発頭痛の3つに分かれる」

となっています．これまた3つ並べて書いてあれば，これらの頭痛の頻度が3分の1ずつあるのか，と思ってしまいます．もちろん緊張型頭痛が最も多く，片頭痛も一般に考えられているより多いのですが，群発頭痛の方は滅多にお目にかかれません．そしてクモ膜下出血や脳腫瘍などはまとめて「器質的疾患」とされ，「こういうのもあるから気をつけよ」ぐらいの扱いです．

　同じ頭痛なのに専門が違うとこうも見方が違うのか，と思っていたのが当時の私でした．このような頭痛診療を「専門偏重アプローチ」とでも呼びましょうか．

❖ やがて時は流れ・・・若い人を指導する側になり，自らもお手本にならなくては，と思っていた頃

　徐々にプライマリ・ケアという言葉が認知されるようになるにつれ，頭痛というありふれた訴えに対して非常に合理的なアプローチが紹介されるようになりました．

すなわち，以下のような手順です．

① まず緊急疾患か否かを判断せよ
　　→ クモ膜下出血や化膿性髄膜炎などが鑑別疾患となります
② 次に緊急ではないが，生命にかかわる重大疾患か否かを判断せよ
　　→ この段階は脳腫瘍，慢性硬膜下血腫などを考えます
③ そしてよくある疾患を考えよ
　　→ 緊張型頭痛，片頭痛はこの段階になってから候補として出てきます．三叉神経痛，髄液減少症，薬剤（亜硝酸剤，抗血小板薬）による頭痛などもこの段階で考えるべきでしょう．
④ 最後に珍しい疾患を考えよ
　　→ 一酸化炭素中毒，赤ワイン頭痛など，頻度は少ないものの種類だけはやけに多い頭痛です

このように

緊急の頭痛 → 重大な頭痛 → よくある頭痛 → 珍しい頭痛

と優先順位をつけて鑑別診断を行うのはまことに合理的です．これは「合理的アプローチ」と呼べましょう．とはいえ…毎回同じパターンというのも，あまり気がきいていない気がします．

❖ さらに時は流れて・・・私自身も年をとるとともに他人の目を気にしなくなり，居直りが始まった頃

いつのまにか頭痛診療のスタイルが変わってしまっている自分がいました．
つまり

① 一目見てクモ膜下出血を疑ったら
・ 長々と無関係な話をしている患者さんや御家族を無視して，直ちに放射線科に電話をかけ，頭部CTを撮影する
・ たとえ緊急CTでクモ膜下出血がみつからなくても，腰椎穿刺，頭部MRIでしつこくクモ膜下出血探しを行う
② 一目見てクモ膜下出血などの危ない疾患でなさそうなら
・ 病歴，既往歴など，細々としたことを聞きながら身体所見もとり，「緊張型頭痛」や「片頭痛」などの診断をつける
・ 頭部CTを撮影したとしても，クモ膜下出血が見当たらなければ腰

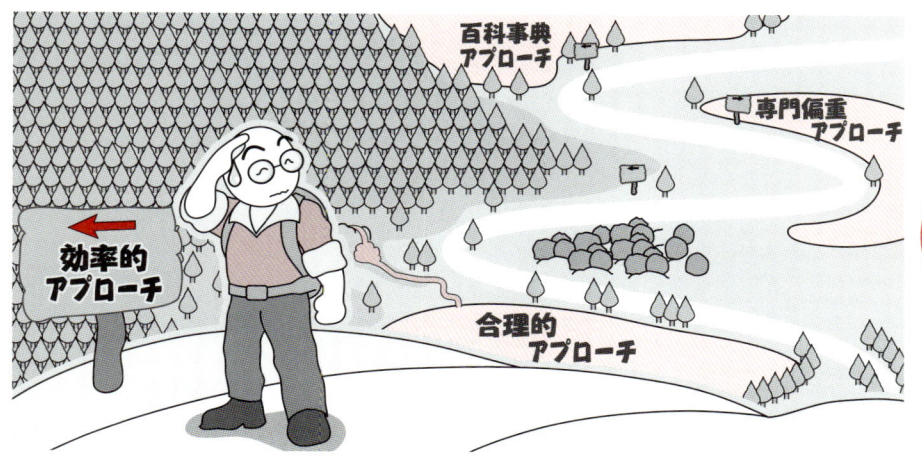

> 椎穿刺などの深追いはしない

という流れです．一見，手抜き診療のように見えますが，なかなか効率的であるうえに，なぜか患者さんの満足度も高いような気がします．これを「効率的アプローチ」と呼びましょう．

このようなアプローチ法をクモ膜下出血に対する頭部CTの感度，特異度から考えてみましょう．仮にクモ膜下出血の8割が頭部CTでクモ膜下腔に高吸収域を認めるとします（感度80％，p14，**memo** ①，③）．クモ膜下出血でなければクモ膜下腔に高吸収域を認めることはまずありませんので特異度100％（p14，**memo** ②，③）と考えます．

さて，頭痛で来院した患者さんを診察したときの印象が「突然の頭痛で発症して嘔吐しているので，7割方クモ膜下出血だろう（検査前確率＝70％）」という場合，頭部CTでの陰性予測値（negative predictive value），すなわち「頭部CTでクモ膜下腔に高吸収域が見当たらないのでクモ膜下出血ではない」と否定できる確率は約68％と計算できます（p15，**memo** ④，⑤）．逆に言えば，頭部CTが正常でも3人に1人はクモ膜下出血である，ということです．そうすると，たとえ頭部CTでクモ膜下出血が見当たらなくても，腰椎穿刺やMRIなどで，しつこくクモ膜下出血探しを行わなくてはなりません．

一方，頭痛で受診した患者さんをみて「9割方クモ膜下出血ではなかろう（検査前確率＝10％）」と思われた場合，頭部CTでの陰性予測値は約98％（p15，**memo** ⑥）にもなりますので，あまりしつこくクモ膜下出血探しを行う必要はなさそうです．

　ということで，最初に診察したときに検査前確率をどのぐらいに見積もるかで，その後の頭部CTの役割もかわってしまいます．すなわち，「ありそうな疾患を確定するために検査を行う」のか「なさそうな疾患を否定するために検査を行う」のか，ということです（ベイズの定理）．

　このように「効率的アプローチ」は理に適っているのですが，最初の診察でおおまかな診断をしてしまわなくてはならないので，誰もができるわけではありません．初心者のうちは「合理的アプローチ」を行い，頭部CTなしでもある程度の診断を絞り込む自信がつけば「効率的アプローチ」に切り替えるのが得策ではないでしょうか．

　最後に1句

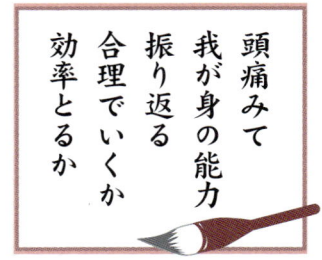

頭痛みて
我が身の能力
振り返る
合理でいくか
効率とるか

memo（ベイズの定理）
① 感度80％とは
　クモ膜下出血（subarachnoid hemorrhage：SAH）の患者さん100人に頭部CTを撮影すると80人にクモ膜下腔に広がる出血を認める，と言う意味です．

② 特異度100％とは
　SAHでない患者さん100人に頭部CTを撮影しても100人ともクモ膜下腔に出血を認めない，という意味です．

③ ①，②を表にすると表1のようになります．

表1

	SAH患者（100人）	(非SAH患者100人)
CTで出血あり	80人	0人
CTで出血なし	20人	100人
	感度 $\dfrac{80}{80+20} = 80\%$	特異度 $\dfrac{100}{0+100} = 100\%$

④ CTでクモ膜下出血を認めれば，簡単にクモ膜下出血と診断できます（当たり前）．
　問題はCTで出血が見当たらないときに，クモ膜下出血でない可能性はどれだけか，ということです．これを陰性予測率（negative prediction value）と言い，言い換えれば「見落としを防ぐ力」となります．
　表1で言えば「CTで出血なし」の行を横に読んで100／(20＋100)≒83％としたくなるのですが，ここに大きな落とし穴があるのです．これはあくまでもCT撮影をする前の検査前確率（pretest probability）が50％であるという条件の下に成り立つ話です．もしCT撮影を行う前に「どうもこれはクモ膜下出血らしいぞ」と思った場合，検査前確率はたちまち上昇してしまいます．

⑤ 「7割がたクモ膜下出血だろう（検査前確率＝70％）」と考えた場合，表1は下のように書き換えられます．

表2

	SAH患者（70人）	(非SAH患者30人)
CTで出血あり	56人	0人
CTで出血なし	14人	30人
	感度 $\dfrac{56}{56+14} = 80\%$	特異度 $\dfrac{30}{0+30} = 100\%$

　この場合，陰性予測率は30／(14＋30)≒68％となりますので，もしCTで出血を認めなくてもクモ膜下出血の可能性は32％残っている，つまり3人に1人は見落としてしまう，という恐ろしい結果になります．

⑥ 一方「9割がたクモ膜下出血ではなかろう（検査前確率＝10％）」と思った場合，表1は下のように書き換えられます．

表3

	SAH患者（10人）	(非SAH患者90人)
CTで出血あり	8人	0人
CTで出血なし	2人	90人
	感度 $\dfrac{8}{8+2} = 80\%$	特異度 $\dfrac{90}{0+90} = 100\%$

　この場合は陰性予測率は90／(2＋90)≒98％となりますので，CTで出血がなければ，ほぼクモ膜下出血を否定できるのです．

第1章 疾患のあれこれ ① 脳・脊髄・末梢神経　脳卒中の見分け方

その2　アポったのではないかと思うのですが

　脳外科をやっていると，いろいろなことで他科の先生から相談を受けることがあります．なかでも多いのは，
　「中島先生，ウチの病棟に入院している患者がアポったんちゃうかと思うんやけど，ちょっと診てくれへん？」
というもので，泌尿器科とか一般外科の年配の先生あたりがお得意さんです．ちなみに「アポる」というのは「脳卒中が発症する」という意味の業界用語で，「脳梗塞，脳内出血またはクモ膜下出血になる」と言うとわかりやすいと思います．
　もちろん，頼まれたときはすぐに行って診察するわけですが，
　「どうやらアポっているみたいですね．すぐCTを撮りましょう」
ということよりは，
　「ああ，これは大丈夫みたいですよ」
となることの方が多いように思います．そうすると，
　「何で，ベッドサイドで診ただけでアポったかどうかがわかるんでっか」
と他科の先生に尋ねられるのですが，そんなとき私は，
　「**4本の手足がちゃんと動いて，普通にしゃべっていれば，脳梗塞，脳内出血についてはまず大丈夫です**」
と答えるようにしています．
　何科であれ医師をしている限り，脳卒中に遭遇する可能性は大いにあります．そこで，最低限必要な「誰でもわかるアポったかどうかの見分け方」というものを考えました．参考になれば幸いです．

❖ 誰でもわかるアポったかどうかの見分け方　その1

　「4本の手足がちゃんと動いて」というのは，要するに「運動麻痺がない」ということを示しています．典型的な脳卒中というのは片麻痺，すなわち右上下肢が動かない，とか左上下肢が動かない，という症状で発症します．ですから，4本の手足がちゃんと動けばそれだけで脳卒

中に関してはかなり安心できる材料になります．意識障害のある患者さんに対しては「手足を動かしてみて下さい」という声が伝わらない場合がありますが，そんなときには痛み刺激を加えて，その反応で麻痺の有無を判断しましょう．

❖ 誰でもわかるアポったかどうかの見分け方 その2

　次に「普通にしゃべる」というのは「構語障害」や「失語」がないか否か，ということです．

　構語障害というのは，いわゆる「呂律が回らない」ということですね．よく看護記録に「呂律困難」と書いてあるやつです．ちょうど酔っ払ったときを想像してもらえればいいかと思います．脳神経の障害や片麻痺，あるいは小脳症状の1つとして舌が思うように回らないのですが，構語障害を起こす部位はいろいろあるので，実際には構語障害の有無によって脳のどの部分に障害があるのか，という局在診断を行うことは困難です．ただ，局所神経症状の1つには違いなく，構語障害があれば「アポった」と判断する材料になります．

　一方，失語というのは構語障害とは全く違う概念です．失語症のうち，いわゆる運動性失語症というのは「舌はちゃんと回るのに言いたいことを言えない」状態であり，これに対して感覚性失語症は「耳はちゃんと聞こえているのに相手の言っていることを理解できない」状態です．しかし，このような状態を健康な人間が想像するのは大変難しいのではないでしょうか．

　私がレジデントや看護師さんに失語症の説明をするときには，いつも外国語を引き合いに出すことにしています．つまり，運動性失語症は「知らない外国語をしゃべろうとする状態」，感覚性失語症は「知らない外国語で話しかけられた状態」に相当します．

　英語で話そうとしてもなかなか言いたいことが出てこずイライラしたり，歯がゆい思いをしたことは誰にでもあると思います．それこそまさに運動性失語症の症状であります．

　逆に，急に早口の英語で話しかけられたときのことを想像してみましょう．全部の言葉を聞きとれないわけではなく，ところどころ聞きとれる単語と相手の身振り手振りから，相手の言っていることがわかるような気がするものの，やはりよくわからないので曖昧に返事をする・・・，

まさしく感覚性失語症の患者さんがとる態度そのものです．

　自分の言うことをなかなか理解してくれないからといって，看護師さんが感覚性失語症の患者さんの耳元で大声でしゃべっているのを見かけることがありますが，これが無茶苦茶だということは，皆さん，もう理解できますよね．

❖ 誰でもわかるアポったかどうかの見分け方 その3

　さて，脳卒中のなかでもクモ膜下出血の場合は，「4本の手足がちゃんと動いて，普通にしゃべっている」ことが結構あります．「それならどうやって診断するのか？」と思われるかもしれませんが，心配しなくても，

「突然，金属バットで殴られたみたいに頭が痛くなりました」
とか，

「ハンマーでどつかれたみたいな痛さですわ！」
と患者さんが訴えるので，すぐにわかります．こんなときは，

「オタク，そんなん言うけど，これまでに金属バットやハンマーで殴られたことホンマにありまんの？」
という突っ込みを入れてはいけません．**すぐにCTを撮りましょう．**

　古い教科書には，

「腰椎穿刺で血性髄液を認めればクモ膜下出血を疑う」
などと悠長なことが書いてありますが，診断をつけるための手軽さ，確実さ，侵襲度を考慮して優先順位をつけるとCT，MRI，腰椎穿刺の順でしょうか．もちろん，僻地の診療所でCTすらない，という場合には最初から腰椎穿刺に頼らざるをえないこともあります．

　さて，クモ膜下出血患者のCTを撮影すると，多くは基底槽にヒトデ型に広がっている出血ですぐに診断できます．ときには出血量が少なく，一側のシルビウス裂にごく少量の出血らしきものがみられる，ということもあります．こんなときには**MRIを撮影するのが有効**です．FLAIR (fluid attenuated inversion recovery) 法という，ごく普通のシークエンスで撮影すればCTではっきりしないクモ膜下出血を簡単に描出することができるので覚えておくと便利です．

第1章 疾患のあれこれ　① 脳・脊髄・末梢神経　　脳卒中の見分け方，対応

その3　本当にアポってしまった！

　前項は「アポったのではないかと思うのですが」というタイトルで，いわゆる脳卒中の種類と，本当にアポったかどうかの見分け方を述べました．要するに「4本の手足がちゃんと動いて普通にしゃべっていれば，脳梗塞，脳内出血についてはまず大丈夫」というヤツです．

　前項の原稿を書いた後に，「アポったかどうかを簡単に見分けるCincinnati Prehospital Stroke Scale（以下，シンシナティスケール）なるものが『ガイドライン2000』に出ているぞ」と聞き，あわてて調べてみました．我流の診察法を偉そうに書いてしまって，もし間違っていたら後で恥をかくからです．ちなみに「ガイドライン2000」というのはレジデントノート（レジデント向け雑誌：羊土社発行）にもときどき登場しますが，2000年の夏にアメリカ心臓学会（American heart association：AHA）から出版された心肺蘇生法の世界標準ともいうべきものです．

❖ 簡易脳卒中診断法

　さて，シンシナティスケールというのは"prehospital"ということからもわかるように，救急隊向け簡易脳卒中診断法で，以下の3つのポイントを診るだけでよいようにできています．

❶ 患者さんに「イー」と言わせ，顔の左右差をみる．つまり顔面神経麻痺の有無をみる
❷ 目を閉じて両手を軽く上げて保持させ，一方の手が落ちてくるかどうか．いわゆるバレー徴候をみる
❸ しゃべらせる．これはセリフまで決まっていて，"You can't teach an old dog new tricks"と言ってもらうことになっています．構語障害や失語の有無をみているわけですね

　これら3つの項目のうちの1つでも異常があれば，72%の確率でアポっているのだそうです．さすがにアメリカで工夫されたものらしく，超

簡単で，しかも結構使えそうです．

　また，私の我流診察法である「4本の手足がちゃんと動いて普通にしゃべっていれば，脳梗塞，脳内出血についてはまず大丈夫」ともよく似ているのでホッとしました．

❖ シンシナティスケールへの疑問

　さて，シンシナティスケールを日常診療にとり入れるとしても，皆さんは次のような疑問をもつのではないでしょうか．
　すなわち，

> シンシナティスケールで異常とされた場合，脳卒中である確率は72%であるとしている．しかし，シンシナティスケールで正常と判定されてしまう脳卒中の確率はどのぐらいあるのか？　また，どのようなタイプの脳卒中がシンシナティスケールでひっかからないのか？

ということです．これは結構，切実な疑問ともいえます．
　というわけで，1999年のAnnals of Internal Medicineに掲載された原著にあたってみることにしました．やはり原著にはあたってみるもので，孫引きではわからないことがたくさん書いてありました．
　まず驚いたことには，原著では"You can't teach an old dog new tricks"としゃべらせる代りに"The sky is blue in Cincinnati"となっています．「シンシナティの空は青い」と言ってもらうのはあまりにもローカルすぎるので「ガイドライン2000」では変更したのかもしれません．
　次に「シンシナティスケールで正常であっても最終的に脳卒中となる確率」です．原著ではシンシナティスケールで正常と判定されたのは120例で，そのうち最終的に脳卒中と診断されたのは13例（約11%）となっています．
　シンシナティスケールをすり抜けてしまったこれら13例はすべて脳出血ではなく脳梗塞でした．その内容は，

> ① 部位を問わずきわめて小さな脳梗塞
> ② 脳幹梗塞
> ③ 小脳梗塞
> ④ 後頭葉の脳梗塞

ということになります．通常，②は「眼球運動障害」，③は「めまい」や「失調」，④は「視野障害」が代表的な症状となるので，シンシナティスケールにひっかからなかったというわけですね．11％ぐらいの「見落とし」なら，まあまあではないかと私は思います．もちろん，これらの症状も知っておいて損はありません．

❖ 脳卒中への対応

さて，新しく発表された「ガイドライン2005」では，脳卒中疑いの症例が搬入されてからの病院の対応というものも書いてありました．主なものとして，

> ❶ 患者搬入から10分以内に気道，呼吸，循環の評価と補助，ルートキープ，採血などを完了し，脳卒中治療チームに連絡せよ
> ❷ 患者搬入から25分以内に病歴聴取，発症時刻の確認，神経症状のチェックなどを完了し，頭部CTをオーダーせよ
> ❸ 患者搬入から25分以内の終了を目標として頭部CTを撮影せよ
> ❹ 専門医による頭部CTの読影を患者搬入から45分以内に終了せよ
> ❺ 禁忌事項のない脳梗塞であれば，搬入から60分以内に血栓溶解剤を静注して閉塞血管の再開通をめざせ

というように数字で目標を示していますが，非常に具体的でわかりやすいところがアメリカ流という気がします．

ここで「60分以内に静注すべき血栓溶解剤」として「ガイドライン2005」で想定されているのはt-PA（組織プラスミノーゲンアクティベーター）であり，日本でも，最近使用できるようになりました．

<参考文献>
1）第9章　成人の脳卒中（とくに虚血性脳卒中）．「AHA心肺蘇生と救急心血管治療のためのガイドライン2005（日本語版）」（日本蘇生協議会 監），pp143-154，中山書店，2006

第1章 疾患のあれこれ ① 脳・脊髄・末梢神経　低脊髄液圧症候群

その4　知ってりゃ簡単

　ことの発端は，時間外に外来にやって来た頭痛のガイジンさんでした．とりあえずレジデントが先に診察するということになったのですが，「もし英語で苦労するようなら私にコールしなさい」と，ついエエ格好してしまいました．助けを求める電話がきたのは30分ほどしてからでしょうか．

レジ「先生，すみません．苦しいです」
中島「やっぱり苦しいか！」
レジ「日本語はほとんどしゃべれません」
中島「ということは先生は英語で診察しているわけやな」
レジ「そうなんです．とりあえず頭部CT撮影をしてもらっています」
中島「よっしゃわかった．すぐ行くわ」

　という私自身も英語での診察の経験はほとんどありませんでしたが，とにかく「2人寄れば文殊の知恵」です．CT撮影が終わるまでに，レジデントとコソコソと議論しました．

レジ「26歳の男性なんですけど，何でも2週間ほど前から頭が痛いそうなんです」
中島「くも膜下出血とか髄膜炎とか，危なそうなヤツと違うやろな」
レジ「それは違いますね．突然発症でもないし，熱もありませんから」
中島「なるほど」
レジ「朝，起きたときは調子がいいんですけど，夕方になってくると痛くなって眩暈がするんだそうです．それも毎日ということで緊張型頭痛か群発頭痛を考えているんですけど…あの，群発頭痛って英語で何て言うんでしたっけ？」
中島「cluster headacheやないか，しっかりしてくれよ．でも群発頭痛は中年男性が涙や汗を流しながら痛がるっちゅうのが典型的や．それも片側だけやな」

レジ「それだったら違いますね」
中島「ところで片頭痛の英語は何やったかな」
レジ「migraineじゃないですか！ しっかりしてくださいよ」
中島「すまん，すまん，ワシも大したことあれへんな．ということは緊張型頭痛か？」
レジ「でも，これまでに頭痛持ちでもなかったし，肩も全然凝っていないし…」
中島「最近，緊張型頭痛に抗うつ薬を使うことが多いけど，その人，来日直後の慣れない環境にデプレッてるってことないやろか」（デプレっている＝うつ状態になる，という業界用語）
レジ「すみません，いつ日本に来たのかは聞かなかったです」
中島「新しい薬を飲みはじめたとか？ 頭痛を起こす薬は多いからな」
レジ「5年前に風邪をひいたぐらいで，いたって健康だそうですよ」
中島「そうか…どうやら診断は決まりみたいやな」
レジ「な，何ですか？」

　ようやく診断らしいものを思いついたところで，CT撮影を終えたガイジンさんが登場しました．あとは腹を括って英語の診察です．在米3年，英会話の苦労だけが思い出に残る私の留学経験が生かされるのは今しかありません．

❖ 実力発揮？

（以下，英語．ところどころ日本語）
中島「こんにちは」
ガイジン「やあ」
中島「私はシン・ナカジーマです」
ガイジン「よろしく」
中島「どちらからおいでになりましたか？」
ガイジン「オーストラリアだよ」
中島「日本にはどのぐらいいるんですか？」
ガイジン「4年と少しかな」
中島「日本では何をやっているんですか」

第1章　①脳・脊髄・末梢神経【低脊髄液圧症候群】

第1章　疾患のあれこれ

ガイジン「英語の教師さ．ここの病院の医師も何人か教えているよ．ドクター○○とか，ドクター××とか」
中島「よかった．英語の通訳に彼らをアテにできるかもしれませんね」

　すべり出しは何とかなりました．私の英語もレジデントよりは一日の長があるのか，ガイジンさんも少しリラックスしてきたみたいです．

中島「さて，そもそもの発端はどういうものでしょうか？」
ガイジン「先々週の土曜日にパーティーがあってね，そんなに飲んだつもりはないんだけど，翌日に頭が痛かったんだ．二日酔いかって思ったんで…『二日酔い』ってわかるかな？」
中島「ええ」
ガイジン「日曜日に1日中，寝ていたんだ．月曜の朝は楽になってたんで会社に行ったら，昼から夕方にかけて段々と頭が痛くなってきて，眩暈までしてきて…」
中島「どんな頭痛か表現できますか」
ガイジン「後頭部が痛いのと，両眼が後ろに引っ張られるみたいなのと，両方だね」
中島「わかりました．どうやら頭部CTでは脳腫瘍などのはっきりした病巣は認められないようですね」
ガイジン「それを聞いて少し安心したよ」
中島「私の考えでは，あなたの頭痛は低髄液圧症候群ではないかと思います」
ガイジン「ほほう」

　「低髄液圧症候群」を英語で何というのか知らなかったので，とりあえず「CSF leakage syndrome」と紙に書いて見せました．これは正式の表現ではなく，後で調べてみると英語でも日本語でもいろいろな言い方があるようです．

中島「メカニズムは次のようになります．まず，ヒトの脳は脊髄とつながっており，全体を硬膜という膜が包んでいるということを理解してください．この硬膜の中は水で満たされており，その水に脳が浮かんでいるわけです」

ガイジン「オッケー」
中島「その水をわれわれはcerebrospinal fluid（脳脊髄液），略してCSF と呼んでいます．おそらく，硬膜のどこかにピンホールができ，そこから少しずつCSFが漏れたために頭が痛いわけです」
ガイジン「なるほど」
中島「ですから，朝は調子がいいのですが，起きて働いたり歩いたりするとどんどん水が漏れて夕方には頭が痛くなってしまうわけです」

　続けて「私の説明はスジが通っていますか？」と尋ねようとしましたが，「スジが通る」というのを何といったらいいのか…困っていると，ガイジンが助け舟を出してくれました」

ガイジン「Yes, it makes sense!（確かにスジの通った説明だよ！）」
中島「（そうや，make senseやがな．こんな肝心のときに出てこないとは，トホホ）…ところで，今でも立ったり座ったりしているより，横になった方が楽ではないですか？」
ガイジン「そんな気がするね」
中島「あとは『なぜこのようなことが起こるのか』ということと『治療はどうするのか』ということですね」
ガイジン「そうそう！」

　この辺までくると，国籍や言葉の壁を乗り越えて，完全に「病める人」と「医師」という人間関係になってきました．

中島「idiopathic（特発性）という言葉を知っていますか？」
ガイジン「知らないなあ」
中島「これは『原因がない』とか『誰も原因を知らない』という意味です」

オーストラリア人に英語を教えちまった！
ガイジン「unknown causesだね」
中島「その通りです．次に治療ですが…何もせずに寝ているだけです」
ガイジン「寝ているだけ？1日中？」
中島「無理に1日中寝ている必要はありませんが，頭痛が起こるほどのハードワークをしてはならない，ということです．ま，硬膜のピンホ

第1章　① 脳・脊髄・末梢神経【低脊髄圧症候群】

ールなんかほとんどの場合，人間の自然の修復力で勝手に治ってしまうってことですね」
ガイジン「素晴らしい！」
中島「私はこの3年間の間に，4〜5人の同じ病気の人をみましたが，大体3週間から3カ月ぐらいで自然に治りました．それ以上かかるようだったら…」
ガイジン「手術が必要になるかもしれない？」
中島「そのようです．ただし，あなたの症状は軽い方なので早く治るんじゃないかと思います．というのは，座っているのもツライという重症の人でも自然に治ってしまったぐらいですから」
ガイジン「ありがとう！ 今までいろいろな病院に行ったんだけど，言葉は通じないし処方された薬は効かないし，散々だったんだ．でも，今，初めて納得のいく説明を受けたよ」

　というわけで，何とかレジデントの前でアメリカ帰りの面目を保つことができました．「低髄液圧症候群」というのは，知ってさえいればすぐに診断のつく病気です．覚えておいたら，オーストラリア青年に感謝されるかもしれませんよ．

　最後に1句

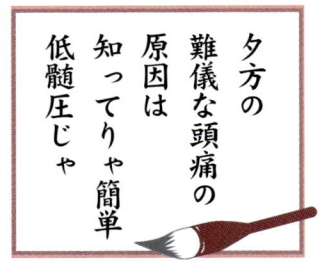

夕方の難儀な頭痛の原因は知ってりゃ簡単低髄圧じゃ

【低髄液圧症候群のまとめ】
- 英語の表現：low ICP syndrome, CSF hypovolemia, spontaneous intracranial hypotension
- 日本語の表現：低髄液圧症候群，脳脊髄液減少症，特発性低頭蓋内圧症候群．最近は「髄液減少症」という名前が定着しつつある
- 頭　痛：朝は軽度で，昼から夕方にかけて増悪する．臥位では軽度で，座位や立位で増悪する
- 随伴症状：眩暈，複視，悪心，嘔吐，耳鳴，難聴，項部硬直などいろいろな症状が随伴することがある
- 似た病態：腰椎穿刺後頭痛
- 画像診断：頭部CTでびまん性脳腫脹や脳溝消失，脳室狭小化がみられ，一見してくも膜下出血のような印象がある．MRIで小脳扁桃の下垂，造影MRIで硬膜のびまん性肥厚を認めることがあるとされる．ミエログラフィーで髄液漏出部位が検出されれば確定的
- 治　療：安静と水分摂取，点滴で軽快する．難治性の場合にはブラッドパッチと呼ばれる自家血脊髄硬膜外腔注入法が行われることもある

＜参考文献＞
1) 中島　伸：「冷や汗英会話-ともかくこれでアメリカ生活を乗り切った-」，羊土社，2001
   ↑2001年に出版した英語の苦労集です．英会話版「対岸の火事，他山の石」とも言えます．後で見ると"make sense"もちゃんと書いてありました．

第1章 疾患のあれこれ ① 脳・脊髄・末梢神経　　電解質異常

その5　脳外科的電解質異常

外科レジデント「このデスモプレシン®って，どうやって使うんですか？」
脳外科看護師「ここにあるストローみたいなんで取って，鼻に吹き込むんです」
外科レジデント「鼻に吹き込む？　何やそれ！」
脳外科看護師「ですから，ここに目盛りがあって….　あっ，そこに脳外の先生がいるじゃないですか！　中島先生に聞いたらわかりますよ」
中島「ワシに難しいこと聞いたらアカンぞ！」
外科レジデント「そんなこと言わないで教えて下さいよ」
中島「そもそも何で外科の先生がデスモプレシン®なんかに用事があるんでっか」
外科レジデント「実は僕の患者さんが，SIADH（syndrome of inappropriate secretion of antidiuretic hormon：ADH分泌異常症候群）になって大量のオシッコが出て低ナトリウム血症になったから，デスモプレシン®で食い止めようとしているんです」
中島「何やて？　すまんけどもう1回言ってくれるか」
外科レジデント「ですから，僕の患者さんが，えらい多尿のSIADHでナトリウムが下がったからデスモプレシン®で…」
中島「先生の説明聞いとったらこっちの頭がおかしなってしまいそうや．どう考えても2カ所は間違えとるで」
外科レジデント「ええっ？　ホンマですか！」

　というわけで，なぜか外科レジデントに即席の講義をするハメになってしまいました．私が紙に書いて説明し始めると，外科レジデントだけでなく，脳外科病棟の看護師さんたちも覗き込んできました．

❖ ナトリウム異常の3病態

　脳外科でナトリウム異常というと，普通は出ている尿の濃さ（ナトリウム濃度）と量から3つの病態を考えます．つまり ① 薄い尿が大量に

出ている場合，② 濃い尿が大量に出ている場合，そして ③ 尿が少ない場合です．この③の場合は，濃い尿になるそうですが，そもそも尿が少ないのだから私は尿の濃さを気にしません．これらを順番に考えていきましょう．

① 薄い尿が大量に出ている場合（＝尿崩症）

水のような尿がドッと出て体内から水が失われていきますが，ナトリウムはそのまま保持されるので，**高ナトリウム血症**になってしまいます．これが尿崩症で，脳下垂体からのADH（抗利尿ホルモン）分泌が停まってしまうことが原因です．どのような場合にADHの分泌が停まるかというと，下垂体腺腫の手術をしたあとや頭部外傷で視床下部－下垂体付近に影響が及んだときなどです．ところで「水のように薄い尿が大量に」といわれても，どの程度のことをいうのか経験の少ない先生方にはわかりにくいと思います．私がレジデントのときに習ったところでは，「尿比重が1.005以下で，尿量が1時間500ml以上または1時間300ml以上が連続2時間」を診断基準としていました．

② 濃い尿が大量に出ている場合（＝中枢性塩類喪失症候群）

ナトリウム濃度の高い尿が大量に出ているが，体内から水が失われる以上にナトリウムが失われるので**低ナトリウム血症**になってしまいます．これを中枢性塩類喪失症候群（cerebral salt wasting syndrome＝CSWS）と呼びますが，原因はまだはっきりしていません．くも膜下出血のあとにしばしば発生し，多くは一過性です．心房性ナトリウム利尿ペプチド（atrial natriuretic peptide：ANP）や脳ナトリウム利尿ペプチド（brain natriuretic peptide：BNP）あたりが犯人ではないかと言われているようです．

③ 尿が少ない場合（＝SIADH）

尿が出ないので水が体内に蓄積されて血液が薄められ，**低ナトリウム血症**になるというパターンです．原因としては文字通り「ADHが不適切にたくさん分泌される」ためで，要するに何らかのきっかけで抗利尿ホルモンが大量に分泌されて尿が出なくなるわけですね．

ですから，脳外科では高ナトリウム血症に対して1つ，低ナトリウム

血症に対して2つの病態を考える必要があり，その診断には尿の濃さと量を測定することが役に立つわけです．

今回の外科レジデントの説明をもう1度ゆっくりと考えてみましょう．

> 「受け持っている患者さんが，SIADHになって大量の尿が出て低ナトリウム血症になったからデスモプレシン®を使って治療しようとしている」

ここでおかしいのは，まず「SIADHになって大量の尿が出た」というところで，「抗利尿ホルモンがたくさん分泌されて尿が出ないのがSIADH」だから，話が合いません．

次に「デスモプレシン®を使ってSIADHを治療する」というところも無茶苦茶で，SIADHで大量にADHが出ているところに抗利尿作用のあるデスモプレシン®を足したりしたら，まさしく「首つりの足を引っ張る」ようなことになりかねません．

❖ 講義の実践

というわけで，外科レジデントの話からこの患者さんの病態を推測してみましょう．いくらなんでも「大量の尿が出ている」ということと「低ナトリウム血症になった」という部分は事実なのでしょうから，先に述べた3つの病態のうちの②中枢性塩類喪失症候群が最も妥当な診断になるように思います．もちろん確実な診断のためには，尿量と尿中ナトリウム，血中ナトリウムなどの正確なデータが必要です．

外科レジデント「なーるほど．先生の説明でよくわかりました！ するとこの患者さんの治療はどうしたらいいんでしょうかっ！」
中島「あくまでも中枢性塩類喪失症候群という診断が正しいという前提で…」

この軽そうな先生に対してはついつい慎重な言い方になってしまいます．

中島「脳外科ではフロリネフ®をよく使うけどね」
外科レジデント「フロリネフ®？ 何でっかそれ！」

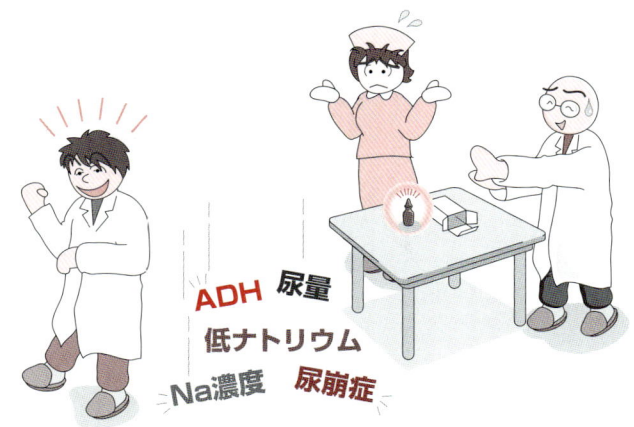

中島「鉱質コルチコイドでナトリウム保持作用があるんや．たぶん，この病院にもあったと思うよ」
外科レジデント「わっかりました！ 早速，フロリネフ®を使わせてもらいます．ありがとうございました！」
中島「お，おい！ 肝心なことを言うてなかった…」

　急いで外科病棟に帰ろうとする彼の耳に私の声が届いたかどうか，はなはだ疑問です．疾患ではありませんが，忘れてはならないのが低張輸液による医原性の低ナトリウム血症ですから．
　「あの先生，ホントにわかっているんでしょうかねえ？」
と看護師さんに話しかけられた私の目に入ったものは，テーブルの上にとり残されたデスモプレシン®とその空箱でした．

第1章　疾患のあれこれ　① 脳・脊髄・末梢神経　　ムチウチ

その6　有意義な昼めし　その1～ムチウチ診断の巻～

　この間，脳外科外来で昼御飯を食べていたときのことでした．ムチウチの患者さんの診察を終えた若手の先生が，
　「どうもムチウチの人は不定愁訴が多くてかなわんなあ」
と言いながら昼食に加わってきました．若手先生がさっきまで診察していたのは，車に追突されてから3カ月ほどのムチウチの患者さんなのですが，「仕事のヤル気がわかない」「目がかすむ」「耳鳴りがする」など訴えが多く，外来で診ている方も辟易してしまったのだそうです．たちまちこの若手先生と脳外科のレジデントの間でムチウチ非難大会がはじまりました．

レジ「大体，何で頸椎捻挫で目がかすむんですかね」
若手「ホンマや．頸を捻って手が痺れるんならわかるけど，耳鳴りやら仕事のヤル気まで頸のせいにされたらかなわんで」
レジ「この前なんか，自動車事故の後から頭が悪くなった気がする，いう人まで来ましたよ」
若手「ええっ！ その人は頭も打ってるのか？」
レジ「いや全然打ってませんよ」
若手「ほな，そいつは脳やなくて頸髄でモノを考えとるってことか．脳でモノを考えへん奴にはな，薬の代わりに示談金を払ってやったら一番よく効くんや」
レジ「そうかもしれませんね．わっはっは」

　などなど話題は尽きません．
　もちろん私もこれまで外来で数多くのムチウチの患者さんを診てきました．そしてムチウチ特有の多彩な愁訴に対してなす術もなく，かといってこの先生たちのように笑い飛ばす気にもなれず，困っていたのが本当のところです．

❖ ムチウチの4分類

　部屋の隅で黙って話を聞いていた中年の先生が口を開いたのは「ムチウチ非難大会」が一段落ついた頃でした．

中年「ところで，今日来た人はムチウチの4分類のうちのどれになるんかな」
レジ「いや… その，ムチウチにも分類があるんですか？」
中年「ムチウチっちゅうのは色んな分類があるけど，**頸椎捻挫型，脊髄症型，神経根型**と**バレ・リュー症候群**に分けるのが一般的なんや．さっきの患者さんは先生らに頸椎捻挫と診断されとったみたいやったけど，症状からするとバレ・リュー症候群と思うけどな」
一同「…」
中年「バレ・リューという言葉は聞いたことあるか？」
若手「名前だけは聞いたことがありますけど，中身までは…」
中年「頸椎捻挫っちゅうのは，要するに頸椎の筋肉や軟部組織がやられたもんや．頸は痛いけど神経症状は出えへん．これに対してバレ・リューの場合には脳幹や自律神経の症状がいろいろ出てきよる．ワシらが外来でうじゃうじゃ言われて困るムチウチの典型や」
若手「な〜るほど」

　私を含めた一同は，黙って中年先生の話を聞くしかありませんでした．

♣ バレ・リューの症状

中年「ところでバレ・リューの人はホンマに不定愁訴が多いんか？　ワシの経験からすると耳鳴りがする人はいつも耳鳴りのことを訴えよるし，めまいの人は毎回めまいばっかりや．実際は『不定愁訴』やなくて『定愁訴』と違うか？」
若手「まあ，そうかもしれませんね」
中年「この前読んだ論文にはバレ・リューの代表的症状を9つに分けとったけど，そのなかに『耳鳴り』も『目のかすみ』もちゃんと入っとったで」
レジ「ほかにどんな症状があるんですか？」
中年「まあ，頭痛とか肩凝り，めまい，手のしびれなんかやな」

　後でこの論文を中年先生から借りて読んでみると，以下の9つが出ていました．

❶ 頭痛，頭重感
❷ めまい（vertigo, dizziness）

❸ 耳鳴り
❹ 目の症状（焦点が合わない，羞明）
❺ 嘔気，嘔吐
❻ 肩凝り
❼ 頸部痛，項部硬直
❽ 手のしびれ
❾ 腰痛

などです．

中年「そやから，ムチウチの人が外来でいろいろなことを言うてくるけどな，不定愁訴で片付けてもたらアカンよ．ちゃんと話を聞いて，9つの症状のどれがあるのか，どれがないのか，カルテに記録しとかんと」

一同「…」

中年「ほんで，ムチウチとか頸椎捻挫という診断をつけて外来で診とると，何カ月かして損保（損害保険会社）の人が調べに来よるやろ．ムチウチっちゅうのは大抵は交通事故やからな，普通は相手があるもんや」

若手「そうですね」

中年「損保の人のセリフは決まっとる．『画像診断のような客観的なもので異常が見つかりましたでしょうか．この先，どのぐらい通院が必要でしょうか？ 症状は改善しつつありますか，それとも症状固定とさせてもらってよろしいでしょうか？』と尋ねてくるのがよくあるパターンや．あの人らが言わんとすることは先生らでもわかるよな」

レジ「ええ，まあ．要するに補償を打ち切りたいということですよね」

中年「そういうこっちゃ．そんなときに頸椎捻挫とバレ・リューの区別もせずに湿布と消炎鎮痛剤だけで誤魔化しとんのがバレたら，『ずいぶん症状が長引いているようですけど，本当に今回の事故だけで症状が出ているんでしょうか？』と聞いてきよるで．そこで先生やったらどう答える？」

レジ「今までの僕だったら保険屋さんと一緒になって『これはおかしい』って言っていたでしょうね．でも今度から『これはバレ・リューの症状だ！』って言ってやりますよ」

　私も若手先生も思わずウンウンと頷いていました．しかし，この辺はまだまだ序の口だったのです．

保険屋との死闘

中年「ところがな，あの人らは『バレ・リュー』という病名をもち出しても眉ひとつ動かしよらへん．すかさず『バレ・リューでしたら，症状の3点セットは揃っていますか？ 治療の3点セットはおやりになりましたか？』って突っ込んできよるんや」
一同「症状の3点セット？ 治療の3点セット？？」
中年「先生らは症状の3点セットが何になるか，知っとるか？」
レジ「いやあ，恥ずかしいですけど，保険屋さんの方がよく知っていますね．僕なんかもう突っ込まれてしまって駄目です」
中年「そないにヘコまんでもええがな．ワシかて3点セットが何になるんか知らんで」
一同「先生でも知らないんですか！」
中年「大方，耳鳴り，目のかすみ，ともう1つぐらいやろ．そやけど，代表的症状だけで9つもあるんやから，わざわざ3つにする必要もないんと違うか」
レジ「それもそうですね．じゃあ治療の3点セットというのは何ですか？」
中年「頸椎の牽引と星状神経節ブロックは入るんやろうけど，もう1つは…知らん」
若手「ということはですね，ムチウチの人には全員に牽引や星状神経節ブロックを試さないといけないんですか？」
中年「まさか」
レジ「でも，そのぐらいのことは知っておかないと脳外科をやっちゃあいけないんですよね」
中年「えらい素直な奴っちゃなあ．別にワシかてムチウチに詳しいんやなくて，今までにいろいろあったんや」

　ここで私を含めた一同は中年先生から思いもつかない話を聞かされることになったのでした．

奥様はムチウチ

　実は中年先生の奥さんがムチウチで，合計4回の交通事故の結果なのだそうです．
　結婚当時にはすでに立派なムチウチ患者になっていたため，若かり

し頃の中年先生の家での仕事というのは，頭の悪い奥さんの代わりに重い物を持つこと，グチを聞くこと，背中のマッサージをすること，に尽きるといっても過言ではないということでした．こういうと中年先生の奥さんはいかにも怠け者のように聞こえますが，私の知っている彼女はバリバリと仕事をこなす内科のドクターなのです．ですから，われわれもまさかあの奥さんがムチウチで苦しんでいたとは想像もつきませんでした．

中年「さっきバレ・リューには9つの症状があると言うたけど，ウチの嫁はんの症状というのは，そんなもんでは全然足らへん」
一同「そんなもんやない？」
中年「嫁はんがよく言うとったのは，まず不眠，手の震え，不安・焦燥感，それに記憶力の低下やな」
一同「まだ他にあるんですか！」
中年「うん，それに立体的な空間を理解しにくいらしい．あと面白いのは，頭を後屈したら元に戻されへんのや．だからウガイするときは，いっつも自分の右手を後頭部に添えるんや．見かねてワシが後ろから支えてやったことも数えきれへん，あれは胸鎖乳突筋の障害になるんかな？」
一同「それは文字通り先生が奥様を支えておられたんですね」
中年「そやからテニスでサーブをするとか，プールで平泳ぎをするとか，意外なことが難しいんやな」

　事実だけがもつ重みと自分達の想像力の限界を思い知らされ，全員，ひたすら感心して聞いているだけでした．

中年「それにな，新聞を拡げて読む動作，これが難しいらしいんや．それも脇を締めとったらそうでもないんやけど，新聞を拡げると脇が開いてまうやろ．そうすると力が入らへんみたいやな」
一同「はあ」
中年「その応用編がスーパーの買い物や」
一同「スーパー…，ですか」
中年「スーパーで大量に買い物をして，その袋を両手に1コずつぶらさげるとすると，どうしても脇が開いてまうやろ？　そうすると持たれへんわけよ」

　もう聞いているだけで大変さが伝わってきます．

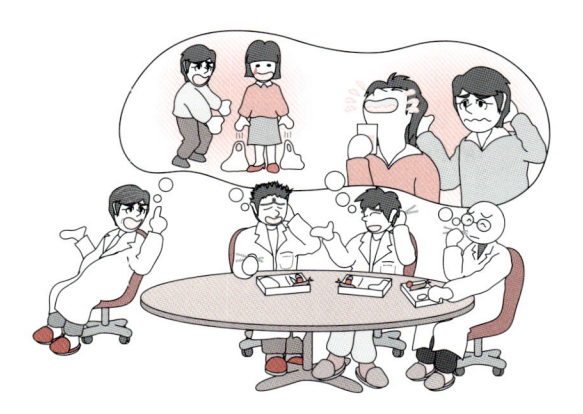

中年「でも，こういうのはいくらあっても『客観的』とは言い難いからな，損保会社の人に突っ込まれてしまうんや」
レジ「ひどいですねえ」
中年「何でえな，あの人らは単に仕事熱心なだけやないか．先生のお仲間やろ？」
若手「そんなあ，イジメないで下さいよ」
中年「あの人らに客観的なものを示すとしたら…ワシやったら3つ出す」
一同「何ですか，その3つとは？」
中年「**頸椎側面単純レントゲンと重心動揺計**，それに『**字**』や」
一同「何じゃ，そら」
中年「まず，頸椎側面では生理的前弯が消失しとることが多い．というより，元々ストレート・ネックの人が追突に弱いんかもしれん」
一同「ほほー」
中年「次に重心動揺計や．脳外科の外来でざっと見るんやったら，ただのロンベルグ試験で十分やけど，人様に見せるためには耳鼻科で重心動揺計をやってもらっといた方がええで」
一同「耳鼻科まで出しますか」
中年「耳鼻科に出すのはロンベルグ陽性の人だけや．あと，それとなくカルテに名前を書いてもらうんや．人によっては手が震えて，ごつい情けない字になってしまいよる」
一同「奥が深いですねー，ムチウチは」

　さっきまでムチウチ非難大会をやっていた若手先生もレジデントも，すっかり中年先生の話に引き込まれてしまいました．

（事項につづく）

第1章　① 脳・脊髄・末梢神経【ムチウチ】

第1章 疾患のあれこれ ① 脳・脊髄・末梢神経　　ムチウチ

その7　有意義な昼めし　その2 ～ムチウチ治療の巻～

> **「有意義な昼めし その1」のあらすじ**
> ある日のこと，脳外科外来では筆者の他に中年先生，若手先生，レジデントたちが集まって昼めしを食べていた．話題は「ムチウチ」である．若手先生やレジデントはとかくムチウチを「仮病」や「怠け病」で片づけようとする．これに対し，ムチウチの妻をもつ中年先生が，「ムチウチの4分類」「バレ・リューの9症状」「損保会社のかけひき」などとともに自らの苦労を披露した．そして，いよいよ話の核心はムチウチの治療に移る．

中年「ムチウチは診断も大切やけどな，治療はもっと大切や」
一同「治療が…可能なんですか？」
中年「さっき星状神経節ブロックやら牽引やらで治療する，いう話があったけどな」
一同「ええ」
中年「ウチの嫁はんもいろいろ試したらしい」
一同「それで治りましたか？」
中年「うん，まず**星状神経節ブロック**やけどな．あれをやるとスッと腕の力が抜けて楽になるらしいんや」
一同「オオーッ！」
中年「ところが問題がいろいろあってな．まず，術者によってウマイ下手の差がかなり大きい．幸い，ワシも知っとる麻酔科の××先生にやってもらうようになってから，ほとんど100発100中で当たるようになったみたいや」
一同「さすが！」
中年「しかし，考えてみ．頸に針を刺されるっちゅうのは相当恐いで，こっちも素人やないしな」
一同「はあ」
中年「そやから，針を刺されるときには肩やら頸やらに力が入って，普段100ぐらいの症状が120ぐらいになってしまうらしいんや．それでブロックが効いても，せいぜい20ほど症状がとれるだけやから，結

局，元の100に戻ってお終いや．週に何回もやってもらおうという気には到底ならへんシロモノらしい」
一同「だめか…」

❖ 秘密兵器第1弾

中年「次は頸椎の牽引や」
一同「牽引はどうですか？」
中年「これはイエスとも言えるし，ノーとも言える．要するに牽引は量よりも質や」
一同「と言いますと？」
中年「よくリハビリ室に置いてある牽引の器械があるやろ？ あれで何キロを何分間とやるのはあまりよくないみたいやな．嫁はんに言わすと，金属の棒があたって冷たいし，頸にかける皮の部分が臭いし，牽引しとる間に自分の上半身を支えるのが難しいし，散々や」
一同「あきまへんか」
中年「そもそも真上に引っ張るのがアカンみたいやな．あれは少し斜め前の上に向かって引くのがコツなんや」
一同「斜め前の上に向かって？」
中年「そや．ワシが後ろから両手で嫁はんの頭を支えてな，真上より少し前に向かって持ち上げたるんや．この角度が微妙なんやけどな」
一同「先生は自分の手で牽引をやるんですか？」
中年「正しい角度でやったら何分もいらへん．10秒を2回やったら十分や」
一同「ホンマでっか，それ？」
中年「ホンマやがな．嫁はんに言わすと，『1日中埋もれていた頸がスッと抜けたみたいに楽になる』っちゅうこっちゃ．ちょうど『パワーポイント™』で『オブジェクトの整列』コマンドを使ったように，頸椎の7つの骨がピシッと正しい位置に並ぶみたいな気がする，とも言うとったな」
一同「何だかすごい表現ですね．でもそれでどのぐらい症状がよくなるんですか？」
中年「ムチウチの症状が100あるとしたら，それが一時的にせよ20ぐらいに減ってしまうらしい」
一同「すご～い！！」

思わず身体を乗り出していたのは私だけではありませんでした．でも

中年先生の秘密兵器はそれだけではなかったのです．

❖ 秘密兵器第 2 弾

中年「人力牽引と同じぐらい効くのが他にもあるんや」
一同「ぜひとも教えてください」
中年「それは**頸椎マッサージ**や」
一同「け，い，つ，い，マッサージ？ 何ですか，それ！」

　「人力牽引」に負けず劣らず怪しいネーミングに驚かされたのは私だけではありませんでした．

中年「たぶん人によって微妙に場所が違うと思うけどな．頸椎の6番，7番と胸椎の1番ぐらいかな．この棘突起のすぐ両脇を指で強く押すわけよ．ここを1時間ぐらい力を込めてマッサージしてもムチウチの症状が100から20に減るみたいやな」
一同「1時間もやるんですか？」
中年「はっきり言うて1時間っちゅうのは長い．できたもんやあらへん．ワシも最初は5分ぐらいしかもたへんかった．せやけど，やっとるうちにだんだん腕や指が鍛えられて遂に1時間マッサージができるようになったんや！」

　よくわからないなりにも中年先生の未知の一面を見た思いで私は感心してしまいました．

中年「毎日毎日1時間マッサージをやっとったせいか，ワシ，上半身が筋肉モリモリになってもたんや」
若手「先生が筋肉モリモリ…ですか」
中年「しかし1時間マッサージの最大の敵は『単調』っちゅうことやな．腕やら指やらには余力が残っとっても，単純なマッサージをやることに頭の方が飽きてしまいよる．これを避けるためにはテレビを見ながらやるとか，本を読みながらやるのがエエで．特にボクシングとかK1なんか見ながらマッサージをやると指先にも力が入るんか，よく効くみたいや」
一同「ボクシング…ねえ」
中年「しかし何というても頸椎マッサージの最大の弱点は，嫁はんが中毒になってしまうっちゅうことやな．いくらムチウチの調子がよくな

っても頸椎マッサージを勘弁してもらうことはできへん．昨日もテレビを見ながらマッサージをしとって，ふと気がついたら，うつ伏せになった嫁はんがヨダレを垂らして寝てしまっとったぐらいや」

レジ「なるほど」

中年先生の強気は止まりません．

中年「この頸椎マッサージの効果は大体数時間ぐらいや．でもムチウチというのは悪循環を断ち切るのが重要やからな，毎日マッサージしとったら，最終的には持続的に効くようになるんや．100の症状が0になることはないにしても，常時20っちゅうのは誰でも達成できる！」
一同「ホンマですかあ？」
中年「ホンマや！ 第一，ワシの言うことが間違っとるとしてもや，それを証明するためには，頸椎マッサージ1時間と人力牽引を毎日毎日10年以上やったうえで『やっぱり効かんかった』ということを言わなアカン．それは事実上，検証不可能や」
一同「はあ」
中年「ワシもこれまで外来で多くの患者に頸椎マッサージを勧めてきたけどな，誰1人として続いた奴はおらへん．10年どころか1年ですら無理や！」

しかし中年先生の得意気な毒舌を聞いていた私は，どうも釈然としないものを感じてなりませんでした．この中年先生の詭弁を正確に指摘したのはレジデントと若手先生です．

レジ「でも，検証不能なぐらい難しいことだったら，実行不能だとも言えるんじゃないんですか？」
若手「そうですよ．毎日1時間の頸椎マッサージを10年間やり続けるって，普通できないですよ．できないことは治療と言えないんじゃないですか？」
一同「そうや，そうや」
中年「確かにその通りや．ボクシングやK1かて，こっちの都合のいいときにテレビでやっとるわけやないしな」

と巧みにボケつつ，全く動じてない中年先生の自信に，何となく圧倒されるような気がしていたのは私だけではなかったようです．そんな皆の気持ちを代表して若手先生がまともに中年先生に疑問をぶつけました．

第1章 ① 脳・脊髄・末梢神経【ムチウチ】

若手「先生，『その通りや』なんて余裕をカマしてはりますけど，頸椎マッサージ以外にも何か秘策があるんですか？」
中年「秘策があるってか？　そんなもん当たり前やがな．エエか，第3の秘策っちゅうのは誰でもできる超簡単なムチウチ治療法や．英文ペーパーにもなっとるぐらいやから，そんなに怪しいもんでもない．知りたいか？」
一同「知りたい，知りたい！」
中年「英文ペーパー言うてもワシが書いたんと違うけどな」
一同「そんなことは言わんでもわかっとるがな！　早よ教えんかい！」

　そして私を含めたその場の一同が聞かされたのは「人力牽引」「頸椎マッサージ」に勝るとも劣らないぐらいアホらしい，というか簡単な治療法だったのです．

✦ 秘密兵器第3弾

中年「ワシが英文ペーパーでみつけたんは『グリセオール療法[1])』や」
一同「グリセオール療法？」
中年「そや．外来でグリセオールを点滴するだけや」
レジ「それは頭蓋内圧を下げるとムチウチに効くということなんですか？」
中年「どないな理由でグリセオールが効くかは謎や．でも症状はよくなるらしい．さっき言うとったバレ・リューの9つの症状（第1章-①-その6「有意義な昼めし その1～ムチウチ診断の巻～」，p32参照）の改善率がそれぞれ50～90％ぐらいやったかな．しかも急性期だけやなくて，亜急性期や慢性期でも効果があるんやそうや」
若手「グリセオールを1日何回ぐらい点滴するわけですか」
中年「1日に何回もいらへん．1日に1回で十分や」
レジ「1日1回としても毎日点滴するんですか．一体，いつまで点滴するんですか？」
中年「未来永劫に点滴するわけやあらへん．大体，最初は月から金までの週5回の点滴や．だんだん効果が出てきたら徐々に減らして週2，3回にして，もっと効果が出たら最後には点滴なしにするわけよ」
一同「そんなんで本当に効くんですか？」
中年「実はワシも外来で10人以上に試してみたんや．もしこれが効いたら嫁はんにもやったろ，思ってな」

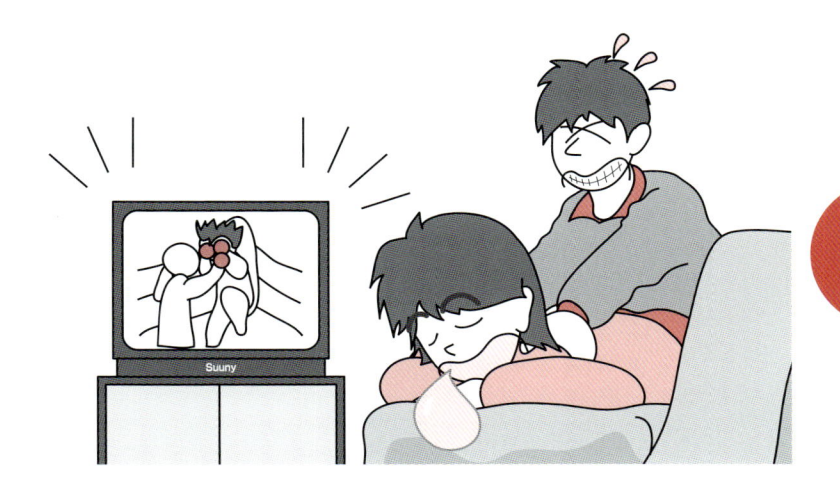

一同 「それで効きましたか？」
中年 「ウーン，90％とはいかんかったな．せいぜい半分ぐらいかな，効いたのは」
一同 「半分も効いたら画期的やないですか！」
中年 「4分の1ぐらいの人が変化なしで，残りの4分の1がかえって気分が悪くなりよった」
一同 「結構難しいんですね」
中年 「大体，効く人の場合は，点滴しとる間にグーグー寝てしまいよる．ほんで，点滴が終わったら世にもスッキリした顔で起きてきて『なんか目がよくなったような気がしますわ』とか言うのが典型的やな」
レジ 「そんなに違うんですか」
中年 「効かん人の場合は点滴が終わってもキョトンとしとるな．逆に気分の悪くなる人は点滴がはじまってすぐにおかしくなりよる．それでも我慢して半分ぐらい点滴するんやけど，そこで耐えられんようになって抜いてしまうんや」
若手 「先生も苦労してますねえ」
中年 「外来で1本点滴するぐらいは簡単なんやけど，10人以上もおる患者に毎日毎日つき合うわけにもイカンからな．これはいけそうや，と思ったら近所の開業医の先生に紹介状書いて頼むんや．どこでも喜んで引き受けてくれよる．こっちは月1回かせいぜい2回ほど外来で調子を聞くぐらいやな」
一同 「僕らの知らないところでいろいろあるんですねえ」

中年「月1回，2回ぐらいでは何がどうなったかわからへんから，患者さんには詳しく症状を書いてきてもらうんや．たとえば，『○月○日午後○時より××医院で点滴．終了後より肩凝りが軽快．夜はよく眠れた』とかいう具合や．ムチウチの人は自分の症状を聞いてもらいたいという願望があるから，皆，えらい熱心に書いてきてくれよる．ワシの仕事はそれを切り取ってカルテに貼るだけや」

一同「すごい省エネですね」

中年「なかにはA3ぐらいのごつい大きな紙に書いてくる人もおって，そういうのはカルテからはみだして困るやろ．そんな人には外来カルテの経過用紙の左半分のピッタリの大きさになるように，長細い紙に書いてきてもらうねん」

一同「何か悪徳だなあ」

中年「何言うとるねん！ 相手の話をよく聞くっちゅうのがムチウチには大切なんや．『怠け病』やとか『仮病』やとか，家でも病院でも散々言われてきとるんやから，話を真剣に聞いたるだけで精神的に楽になる人もぎょうさんおる」

若手「『怠け病』だなんて，いくら僕でもそこまで言ってませんよ」

中年「とにかく書いてきたものを切り貼りしてたら，それだけで詳しい経過も記録できるし，時間は節約できるし，一石二鳥やがな．ガッハッハ！」

　若手先生やレジデントはすっかり毒気を抜かれた様子でした．

　昼めし休憩が解散してから，レジデントが私に
「最後の方はいささか呆れてしまいましたけど，今日の昼メシは有意義でしたねえ．僕にとっては本当に勉強になりましたよ」
と話しかけてきました．私にとっても，もちろん勉強になりました．しかし，それ以上に感心させられたのが，我流と省エネの寄せ集めとはいえ，ムチウチ患者相手にそこまで真剣に診療をやっている中年先生の姿勢です．

　いろいろな意味で，まことに有意義な昼めしだったと言えましょう．

＜参考文献＞
1) Imamura, J. : Some notes on the use of glycerol in the treatment of post-traumatic head and neck syndrome. Progress in Research on Brain Edema and ICP : 31-37, 2000

第1章　疾患のあれこれ　① 脳・脊髄・末梢神経　　　橈骨神経麻痺

その8　橈骨神経麻痺について

「橈骨神経麻痺」
というと，多くの人は
「ああ，学生時代に習ったけど，『正中神経麻痺』や『尺骨神経麻痺』と『猿手』やら『鷲手』やらがごっちゃ混ぜになってしまって，わけがわからん」
と思うのではないかと思います．

私自身，「脳神経外科医」として，脳だけでなく脊髄や末梢神経までを守備範囲としなくてはならないわけですから，橈骨神経麻痺についてはよく知っているはずですが，実はあまり詳しくないのです．

典型的な橈骨神経麻痺というのは，

❶ 土曜日の夜に酔っ払って変な姿勢で寝てしまい（Saturday night palsy）
❷ 目が覚めたら手首から先が垂れ下がって動かない（下垂手）
❸ 感覚障害は母指と示指の間の手背が最も強い（いわゆるタバコ窩のやや尺側）

というものですね．

❶の変な姿勢というのは，「腕を枕にして机に突っ伏して寝る」とか「ソファの手すりから腕を放り出して寝る」など，色々なバリエーションがあります．酔っ払いと関係ないところでは「変な松葉杖の使い方をして脇の下を圧迫してしまった」というのもありますが，症状の方も微妙に違ってくるようです．

❷の下垂手については，日本のある高名な神経学者が「お化けの手」と論文に書いていましたが，うまい表現だと思います．

❸の感覚障害については，いつも混乱させられます．つまり，手の領域を表わすのには「橈側」と「尺側」という分け方もあれば「掌側」と「背側」という分け方もあるので，結局 $2 \times 2 = 4$ 通りの領域に分けられることになります．これに対して神経の方は橈骨神経，正中神経，尺骨神経の3本が対応するので，
「どれがどれだったかな？」

となってしまうわけです．ここで**橈骨神経固有の領域がいわゆる「タバコ窩付近」**であることを覚えておけば，「橈骨神経の支配領域は橈側かつ背側」ということになり，間違えることはありません．ただ，3本の神経の支配領域はある程度のオーバーラップがみられるので，橈骨神経麻痺で影響を受ける領域は「タバコ窩付近」を中心として，かなり大きな領域になることもあるようです．

❖ 茶髪ねえちゃんの話

さて，脳外科病棟に入院してきた茶髪のねえちゃんの主訴は「朝起きたら左手が動かなくなっていた」というものでした．外来で診た先生の意見は「橈骨神経麻痺にしては指の開扇もできないし，頭部CTで延髄の形がおかしい．この際，末梢神経だけでなく，脳も頚椎もちゃんと調べないと…」ということでした．

このような末梢神経がらみの疾患を不得意とする私にとっては，今回のような症例はいい勉強にもなります．早速，詳細な病歴をとることからはじめました．

茶髪ねえちゃんの話をまとめると，

「前の日に遊びに行って午後6時頃から夜中まで飲んでいたが，その後は覚えていない．朝起きたら自分の部屋で，午前9時半になっていた．シャワーを浴びようとしたら左手が動かなかった．遅刻しながらも出勤したけど，職場の人達が心配して無理やり病院に連れて来られた」

ということのようです．

中島「朝9時半に起きたあ？ いったい，会社は何時にはじまるねん！」
茶髪「10時半なんです」
中島「えらい中途半端な時間やな．何の会社や」
茶髪「寿司屋なんです」
中島「寿司屋いうても色々あるやろが．回転寿司か？」
茶髪「じゃなくて，○○ホテルの××寿司なんです」
中島「え？ あの○○ホテルの，××寿司・・・でございましたか？」

いきなり予想外の固有名詞が出てきたので，びっくりしてしまいました．○○ホテルといえば大阪でもトップ中のトップです．こちらまで思

わずホテルのボーイさん風の言葉使いになってしまったのも無理もありません．

とはいえ本人からはそれ以上のことは聞きようがないので，付き添いで来ていたお母さんにいきさつを尋ねました．

母　「この子が家に帰ってきたのはちょうど夜中の12時頃でしたかねえ．ベロンベロンに酔っ払っていて玄関から上がろうとしないので，こっちも腹が立って朝まで放っておいたんですよ」
中島　「で，どんな格好で寝ておられたんですか？　お母さん，ちょっとやってみてくれませんか」

という冗談半分の私のリクエストに，お母さんは
　「こんな格好でしたかねえ」
と言いながら，病室の床に座り込んでベッドに向かって突っ伏し，左手の上に頭を乗せて酔っ払いが居眠りする格好を実演してくれました．
　「えらいノリのいいお母さんやなあ」
と感心しつつ，私はお母さんの格好をカルテにスケッチしました．確かにSaturday night palsyの姿勢に間違いありません．

❖ 「下垂手」診察法

　一通りの病歴聴取と診察を終えた私は，あらためて病院の中の図書室で「下垂手」について調べてみました．すると今まで知らなかったことが色々あったので，「全く勉強というのは，してみるものじゃわい」と改めて思ったものです．

❶ 一口に「下垂手」といっても，末梢性と中枢性に分けられます．橈骨神経麻痺が前者の代表ですが，後者の例として運動領野に限局した小さな脳梗塞などが出ていました．末梢性か中枢性かをベッドサイドで簡単に区別する方法として「**手指の伸展**」があります．つまり，手関節〜基節骨を検者が固定して橈骨神経麻痺の影響をとってやると，末梢性麻痺の場合には第2−5指を伸展させることができるそうです．というのは正中神経と尺骨神経が支配している末節骨〜中節骨を動かす筋肉が麻痺を免れているからです．

第1章　疾患のあれこれ　　47

第1章　①脳・脊髄・末梢神経【橈骨神経麻痺】

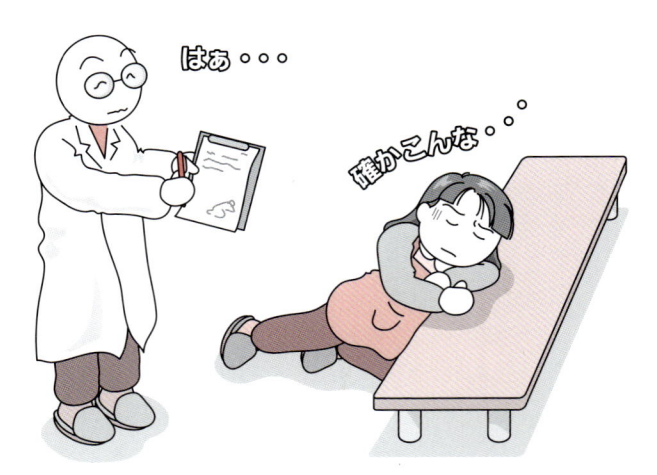

一方，中枢性の場合はこれらの神経が根こそぎ麻痺しているので，検者が手を固定しても指は伸びません

❷ 肘を伸展させる上腕三頭筋も橈骨神経支配ですが，しばしば麻痺を免れます．というのは，上腕三頭筋への枝は橈骨神経から早々に分岐するのですが，Saturday night palsy はその分岐部よりも末梢での圧迫が多いからです

❸ もう1つ強調されていたのは，尺骨神経麻痺による手指の開扇障害が合併しているか否かの診察法です．手を下垂させた状態から手指を開扇させようとすると，同時に手関節の背屈がおこります．逆に手関節の背屈なくしては手指の開扇は難しいわけです．すなわち「橈骨神経×，尺骨神経OK」を確認するためには，平坦な場所に手をおいて手の下垂の影響をとったうえで手指を開扇させよ」とのことでした

❖ さて，実際は…

というわけで，これらの知識を仕入れた私は，再度，茶髪ねえちゃんの診察を行いました．

① 末梢性か中枢性か？

下垂手のままでは全く指が伸びなかったのに，手を固定すると本当に指が伸びました．教科書に記載されている通りの現象とはいえ，実

際に目の当たりにすると感動的ですらありました．ということは末梢性ということになります．

② 上腕三頭筋は動くのか？

　これはちゃんと動いたので，上腕三頭筋への分岐部より末梢での障害ということになります．

③ 本当に開扇障害はあるのか？

　なぜかこれは教科書の通りにはいきませんでした．下垂手ではほんの少しだけ開扇できるのですが，机の上に置いてもその程度は変わりませんでした．しかし，立った状態で「気をつけ」の姿勢をとってもらい，検者が手を固定して指の開扇運動をしてもらうと，かなり大きくできました．ですから，尺骨神経麻痺はあるにしても，軽いようです．

　さらにつけ足しになりますが，

④ 小脳症状を診るための「連続した回内回外運動」をやってもらうとおもしろい現象がみられました．つまり，回内筋群は正中神経支配ですが，回外筋群は橈骨神経支配なので，回内の方がかなり楽にできるのに対し，回外の方は「よっこらしょ」と難しそうなのです．これなどは「正中神経OK，橈骨神経×」を簡単に確認する診察法として使えそうでした．

⑤ 試しに彼女の上腕背側部を指で押してみると「痛てて！」と腕を引っ込めました．ここは橈骨神経圧迫の好発部位なのですが，やはり何らかの圧迫が加わっていた可能性が高いようです．

　以上のことを総合的に考えると，この症例の診断としては，やはりSaturday night palsyによる橈骨神経麻痺というのが最も妥当な気がします．

　せっかく勉強した橈骨神経麻痺についての知識も，時間が経ってしまえば，つい忘却の彼方に消えてしまいます．今回の一文は，クソややこしい末梢神経麻痺の診察法を誰にでも簡単に理解できるようと思って書いたものですが，同時に私自身が再び同じような症例に遭遇したときに備えたメモともいえます．正中神経麻痺や尺骨神経麻痺についても，このようなメモを残していきたいものです．

第1章 疾患のあれこれ ① 脳・脊髄・末梢神経　**手足のしびれ**

その9　カンニングペーパーの効用

　ある日の脳外科外来でのこと．
中島「ふわわ〜．今日も長い外来じゃったわい」
外来看護師「中島先生，お疲れのところを申し訳ないんですけど」
中島「ええぇっ！ひょっとして，まだ終わってないとか？」（泣）
外来看護師「はい，初診の方があと2人待っておられるんです」
中島「2人っていうと？」
外来看護師「1人は左足のしびれ，もう1人は両手のしびれなんです」
中島「両手…でっか」
外来看護師「どうします？整形か内科に回しますか」
中島「今まで待たせた以上，診るしかありまへんがな」（大泣）

　当たり前のことですが，「開頭手術をお願いします！」といって私の外来にやってくる患者さんは，まずいません．脳外科外来を受診する患者さんの主訴で多いのは頭痛，めまい，軽症頭部外傷などでしょうか．なぜか「手足のしびれ」というのもよくある訴えです．とはいっても頭部MRIやCTで異常が見当たらないことがほとんどです．ここで「脳は大丈夫です」と説明しても，患者さんが納得するはずもなく，必ず「じゃあ何で手がしびれるんですか？」と尋ねられてしまいます．このようなときに私が頼りにしているのが**カンニングペーパー**です．

❖ 1人目の患者さん

　その日，脳外科外来で待っていた初診患者さんの1人は63歳の男性です．半年ぐらい前から左足の外側と下腿の後面外側がしびれていたそうです．本人は筋力低下を自覚せず，歩行も問題ありませんでした．

中島「う〜ん．しびれに関してはですね，脳，脊髄，末梢神経のどこかに
　　　　問題があることが多いのです」
63歳「なるほど」

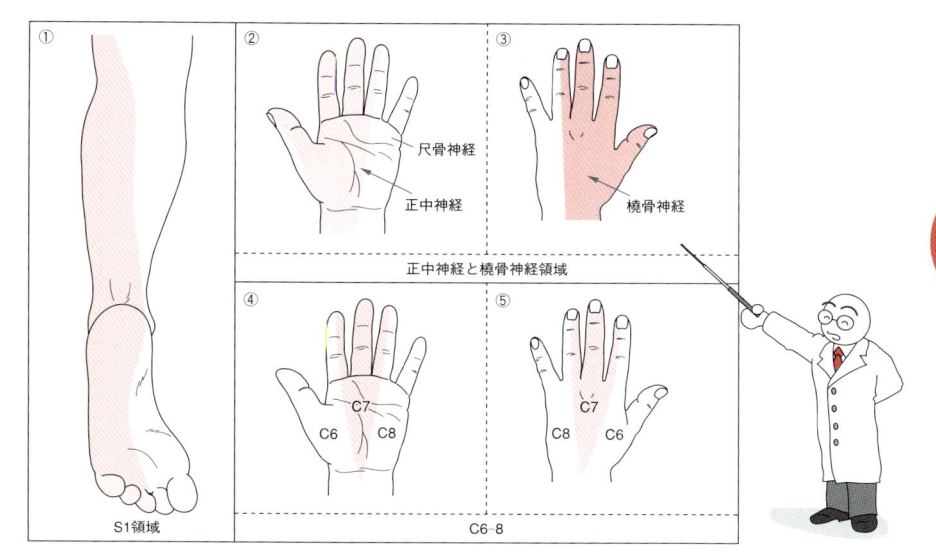

図　カンニングペーパー例
S1領域，正中神経と橈骨神経支配領域，C6-8領域

中島「そこで，しびれの分布から，どの神経がやられているのかを判断するわけです」

63歳「なるほど，なるほど」

中島「というわけで，私はいつもカンニングペーパーを外来に用意しているんです．神経の分布っていうのは複雑ですからねえ」

63歳「・・・」

　きっと「このオッサンで大丈夫やろか？」と思われているんでしょうけど，今さらメンツもクソもありません．「デルマトーム（皮膚分節）」や「鷲手」の図をコピーしたものを診察机の上で開けると，
　「まさしくこれですわ！」
と，先に患者さんに指摘されてしまいました．その指の先にあったのは「神経学的所見による高位診断」のうちの「S1神経根障害」，すなわち第1仙髄神経根の障害でした．なるほど下腿後面外側から足の外側にかけて色がつけてあります（図参照）[1]．

中島「どうやら，腰の神経に問題があるみたいですね．御自身が『まさし

くこれや！』って仰ったように，仙髄の1番目の神経が圧迫されているようです」
63歳「やっぱりそうですか」

　本人によれば「筋力低下は全くない」ということで，確かに歩行は正常です．ロンベルグ徴候もありませんし，片足立ちも問題ありません．しかしカンニングペーパーには「S1神経根障害では下腿三頭筋（腓腹筋＋ヒラメ筋）の筋力低下がみられるので，つま先で立ったままジャンプさせると異常がわかる」と書いてあります．早速，左右別々に「つま先ケンケン」をしてもらったところ，右では問題なくできたのに左ではできませんでした．どうやら本人も気づかない程度の軽い筋力低下があったみたいです．

中島「おそらく腰の椎間板ヘルニアでしょう．X線やMRIを撮影するとはっきりしますが，専門ではない私があれこれやるよりも，最初から脊椎の専門の先生に診てもらった方がいいみたいですね」
63歳「わかりました．よろしくお願いします」

　ということで，患者さんも納得のうえで整形外科を受診してくれました．あとでコソコソと教科書を読んでみると，「腰椎椎間板ヘルニアは40代がピークであり，腰部脊柱管狭窄は60代がピークである」とあったので[2)]，63歳という年齢からすると腰部脊柱管狭窄の方が正しかったのかもしれません．

✤ 2人目の患者さん

　2例目の方は52歳男性の両手のしびれです．頭蓋内病変が原因なら片側の上下肢にしびれがくるのが典型であり，両手のしびれが起こることはほぼゼロです．糖尿病だとか変性疾患を考えるべきでしょうか？

中島「いつ頃から手のしびれを感じるようになったのですか？」
52歳「去年の暮ぐらいからです．最初は左手の人さし指，中指，薬指の先端がしびれていたんですが，いつのまにか指全体と親指までしびれるようになりましてね」

中島「ほほー，徐々に進行したわけですね」
52歳「そうなんです．そればかりか，右手もしびれ出してですね」
中島「といいますと」
52歳「こちらも最初は人さし指から薬指の先がしびれていたんですけど，今では親指や掌まで拡がっているんです」
中島「しびれるだけですか．力が入らないとか？」
52歳「そういえば最近，字を書くのが下手になりました」
中島「ちょっとこのページにお名前を書いてみてくれますか」

　書いてもらった字はさほど下手なものではありませんでした．

中島「ちなみにお仕事はどのようなことをされていますか？」
52歳「営業です」
中島「扱っている商品はどのようなものですか」
52歳「建築資材です」
中島「実際に資材を触ったりするんですか」
52歳「いえ触ることはありません」
中島「ということは，ホルムアルデヒドや重金属に影響されるということもないわけですね」
52歳「それは全くないです」
中島「わかりました．それではカンニングペーパーを見てみましょう」
52歳「はあ？」

　ここで例によって「デルマトーム」や「鷲手」やらのコピーをめくります．

中島「まさしくこれですか？」
52歳「そんな気もしますね…」

　私が示したのは正中神経の支配領域です．ただ，問題は末梢神経のレベルではなく脊髄神経根のレベルの障害かもしれない，ということです．
　つまり正中神経や橈骨神経というのはC6とかC7などの頸髄神経根が合流したり分枝したりして形成されるので，皮膚の知覚も似たような支

第1章 ① 脳・脊髄・末梢神経【手足のしびれ】

配領域になってしまうのです．たとえば正中神経はC6からTh1神経根が合流して形成されますが，C6神経根もC7神経根も正中神経と橈骨神経の両方に分枝しています．

このあたりをわかりやすく書いているのがDuusの教科書で，左のページに脊髄神経根の皮膚知覚領域，右のページに末梢神経の皮膚知覚領域の図が掲げられています[3]（図参照）．並べられた2つの図を較べてみるとよくわかるのですが，

・C6は親指と人さし指で，手掌側と手背側の両方

となっています．これに対し，

・橈骨神経は親指〜薬指で手背側
・正中神経は親指〜薬指で手掌側

と微妙に違っています．
つまり，

・頸髄神経根は手の表裏とも支配する

のに対し

・末梢神経（橈骨神経と正中神経）は表か裏かだけを支配する

のです．

中島「この手のしびれは，C6またはC7かもしれないし，正中神経かもしれないわけです．ポイントは手の表だけがしびれているのか，表裏の両方がしびれているのかになります」
52歳「な，なるほど！」
中島「では，もう1度確認してみましょう」
52歳「はいっ」

ということで，改めて知覚障害を検査した結果，正中神経領域のしびれということが判明しました．確かにTinel's signも陽性のようです．あとはカンニングペーパーの本文を棒読みするだけです．

中島「これは手根管症候群といって，正中神経が手首で圧迫されて起こります．中年の女性に多く，夜間の痛みが特徴的と言われています．その他に妊婦さんや透析患者さんにもよくみられます」

52歳「なるほど，よくわかりました」
中島「いやいや，私も専門というわけではないんですがね」
52歳「それにしても先生はよく御存知ですねえ」
中島「医師として当然のことですよ．むはははは」

　よくよく聞いてみると，この男性は去年の秋に会社をかわってから急にストレスがなくなり，食欲が出て10 kgも太ってしまったのだそうです．軟部組織の肥厚で手根管が狭くなったのかもしれません．

　というわけで，クソややこしい「手足のしびれ」ですが，あらかじめカンニングペーパーをつくっておくと重宝します．非専門医なら脊髄神経根と末梢神経の「デルマトーム」，「鷲手やサル手」，「腰椎椎間板ヘルニアの高位診断」の3枚もあれば十分でしょう．

　最後に1句

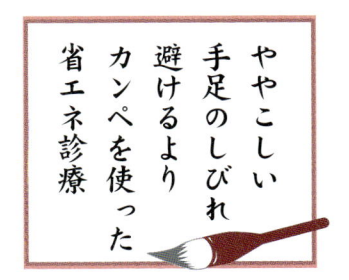

> ややこしい
> 手足のしびれ
> 避けるより
> カンペを使った
> 省エネ診療

<参考文献>
1) 久野木順一：腰部椎間板ヘルニアの臨床症状と診断・治療．日本医師会雑誌，128（12）：1773-1778，2002
2) 太田富男，松谷雅生：腰部脊柱管狭窄症．「脳神経外科」，pp1449-1459，金芳堂，2000
3) Duus, P.：脊髄および末梢神経支配．「神経局在診断 ーその解剖，生理，臨床」（半田 肇 監訳，花北順哉 訳），pp34-35，文光堂，1983（改訂第4版，1999）

第1章　疾患のあれこれ　② 外傷・救急　　　　失神

その1　失神あれこれ その1

　遠い遠い昔・・・
　某市中病院で脳神経外科のレジデントをしていたときのことです．宴会に遅れてやってきた部長が，息を切らせながらこんな言い訳をはじめました．

部長「実はなあ，病院を出て来るときに，玄関で誰か倒れとったんや」
中島「ええっ．ほんで先生，助けてはったんですか？」
部長「そうしようかと思ったんやけどな．ちょうど先に通りかかった内科の○○先生がな，その人の眼を見て…」
中島「瞳孔の左右差があったとか？」
部長「そんなんやなくて，『胃潰瘍やろ』って言いよってな」
中島「胃潰瘍？　何言うとるんですか○○先生は！　そんなもんアポッとるんと違うんですか．普通，速攻でCTでしょう」
　　　（注：アポる＝脳卒中になる）
部長「ワシもそう思ったんやけど，宴会もあるから，もう○○先生に任せてきたんや」
中島「大丈夫ですか？　そんなことを言っているようなら，○○先生の頭もCTで調べた方がエエんとちゃいますか」
部長「ほんまやなあ，ガッハッハッ！」

　あれから幾歳月・・・
　後で思い返すと○○先生には本当に失礼な発言をしてしまいました．ちょっとばかり知恵のついた今になって考えてみるに，○○先生は倒れた人を診察して

・「意識障害」ではなく「失神」である
・瞳孔ではなく眼瞼結膜を見て，貧血がある

と判断されたのではないでしょうか．
　意識が悪化したきり戻らない「意識障害」と，一時的に意識が悪化

しても元に戻って何ら神経症状を呈さない「失神」とは厳然と区別されるべき症状です．病院の玄関で倒れた人が，意識が悪くなったまま戻らないのであれば，頭部CTの撮影が有力な診断法の１つであることは言うまでもありません．しかし，○○先生が見たときにはすでに意識が戻っており，これといった神経症状もなかったとしたらどうでしょうか．この人の症状は「意識障害」ではなく「失神」として扱われるべきものです．

そして，もし「失神」であると判断した場合，その原因疾患は「意識障害」とは全く異なったものになります．というのは，まず最初に考えるべきものとしてあげられているのが

❶ 迷走神経反射
❷ 心原性
❸ 起立性低血圧

の３つだからです．❶から❸のそれぞれにいろいろなバリエーションはありますが，これら３つに集約すると記憶しやすいと思います．

✤ 失神の３大原因

❶はストレスがかかったときや嫌なものを見たときなどに起こるものです．医学生時代，最初に手術見学をしたときやお互いに採血練習をしたときに，クラスで１人ぐらいは気分が悪くなって倒れてしまった人がいたと思いますが，それが迷走神経反射です．もしそのとき誰かが脈拍数を調べていたら，きっと徐脈だったと思います．迷走神経反射とともに咳嗽失神や排尿失神も一緒に覚えておきましょう．

❷の有名なものとしてAdams-Stokes発作があります．つまり房室ブロックで脳血流が低下して失神を起こすというものです．また，心筋梗塞が発症した瞬間に失神を起こして脳外科の外来に搬入されたという症例も経験したことがあります．❶に比べると数は少ないような気がしますが，心臓関係の失神は生命に直結するので，注意の上にも注意を重ねなくてはなりません．

❸は座っている状態から立ったときに，血圧が下がって「フラフラフラ〜バタン！」と倒れることです．起立性低血圧というと，すぐにShy-Drager syndromeを考えがちですが，そんな珍しい病気を思い浮

かべるよりも，脱水，貧血，発熱など，ほとんど体調不良ぐらいのことから失神が起こる方がはるかに多いのです．そして，貧血の原因としては最もポピュラーな慢性消化管出血を頭に思い浮かべなくてはなりません．ですから，内科の〇〇先生の判断は非常に妥当なものだったと頷けます．

❖ 再びの内科の出番

　さて，先日のこと・・・
　耳鼻科の外来にやってきた初老の男性がいきなり診察室で倒れてしまいました．担当の耳鼻科医はすぐに隣の脳外科外来に助けを求め，たまたま診察中だった脳外科の××先生の指示で緊急頭部CTが撮影されました．この一連のドタバタの最中に患者さんは意識が回復し，どこにも異常のない頭部CTを見ながら××先生は一言．
　「う～ん．痙攣発作かTIA（transient ischemic attack：一過性脳虚血
　　発作）でしょう．内科に診てもらってください」
　横でみていた私は「先に貧血とか心電図をみた方が…」と思いつつも黙っていました．

　後日，担当の耳鼻科医と話をする機会があったので，そのときのことを尋ねてみました．

中島「耳鼻科の外来で倒れて××先生がみた患者さん，どうなったんですか？」
耳鼻科医「ああ，あのときは大変お世話になりました．実はね，胃潰瘍だったんですよ」
中島「やっぱりそうか！でも胃潰瘍だなんて，先生，よく診断されましたね」
耳鼻科医「後でよくよく話を聞いてみると，数日前から便が黒かったそうなんですよ．ヘモグロビンも8ぐらいになっていましてね．それで内科に相談して内視鏡をしてもらったんです」
中島「なるほど」
耳鼻科医「家でも1回倒れていたらしくて，診察室に入ってきたときにはもう足がフラフラでね．危ない危ないと思っているうちにガシャー

ンと倒れたんです．××先生が『内科でみてもらえ』って指示してくれたんで助かりました！」

中島「はあ…」

　××先生が「内科でみてもらえ」と言ったのは決して「内視鏡が必要だ」という意味ではなく，「脳波と血管造影をしろ」という意味だったと思います．耳鼻科担当医がよく病歴を聴いて採血をしていなかったら正確な診断からどんどん遠ざかっていくところでした．まあ，痙攣発作の初発ということもあるし，TIAの可能性もゼロではないと思いますが…．

　ということで，まとめです．「フラフラフラ～バタン」と気を失って倒れた人がいて，たまたまレジデントの皆さんが通りかかったとします．もしその人がすぐに意識を取り戻して「ここはどこ？　私は誰？」となっていた場合は意識障害ではなくて失神です．最も手軽に，最も重要な情報を得るために，必ず眼瞼結膜で貧血の有無を見ておきましょう．

　最後に1句

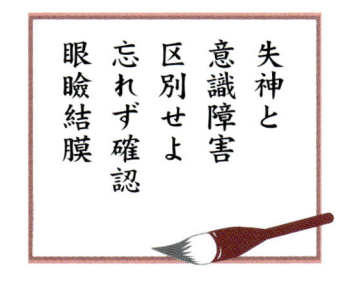

> 失神と
> 意識障害
> 区別せよ
> 忘れず確認
> 眼瞼結膜

第1章 疾患のあれこれ ② 外傷・救急　　　失神

その2　失神あれこれ その2

　遠い昔・・・
　夜の救急室で頭部外傷の患者さんをみていたときのことです．後ろの方で看護師さんたちの囁く声が聞こえてきました．
　「今度は意識障害が来たみたいよ」
　ということは，脳外科にお鉢がまわってくるということです．「またか，勘弁してくれえ」と思いつつ，そっと隣の診察室を覗いた私が目にしたのは，思わぬ光景でした．診察台に仰向けに寝ている40代ぐらいの毛むくじゃらのオッサンが，両手で心電図を持って眺めていたのです．横に立っていたのは顔見知りの産婦人科の先生でした．

中島「な，何してまんの？」
産婦人科医「ウチの従業員が運ばれて来ましてん」
中島「は，はあ」

　「何で従業員が心電図なんか見てるんだ」と疑問に思いつつも話を聞いてみました．家での夕食の後，トイレに行ったときに，気分が悪くなって倒れたということでした．

オッサン「小便した後，目の前がだんだん暗くなって『キーン』という耳鳴りがしてきよってな…気がついたら救急車の中や」
中島「今は何ともないんですか？」
オッサン「ああ，平気や」
中島「お話を聞くと，いわゆる『排尿失神』というやつのような気がするんですけど」
オッサン「排尿失神？　何やそれ」
中島「よくあるパターンが，アルコールを飲んだ後，トイレでおしっこをしているときに『バタン』と倒れるやつですね…」

　すると，横で一緒に話を聞いていた小学生ぐらいの子供が「パパな

あ，晩御飯のときにビール飲んどったで」と笑いはじめました．

中島「そうか．たくさん飲んどったんかな？」
子供「いっつもビールばっかり飲むねん．ほんで，トイレから帰ってきたときは顔色も悪くて，もうフラフラやってん」
中島「なるほどなあ」
オッサン「その排尿失神っちゅうやつはどういうしくみで起こるんや？」
中島「いやあ，僕もよくわからないんですけどね…というか，そもそもオタク，産婦人科の従業員ってことですけど，何の仕事してるんですか？」

「この立派な体格からすると妊婦さんを運ぶ係でもやっとるんかいな」と思いつつ質問すると，後ろから救急室の看護師さんに白衣の裾をひっぱられてしまいました．

救急室看護師「ちょっと中島先生，何言うてはんの．産婦人科の○○先生じゃないですか！」
中島「え…これは失礼しました．とにかくですね，排尿失神のメカニズムについては早急に調べて，先生にお知らせしますから」

というわけで，早急に調べに行くフリをしながら急いで救急室を逃げ出しました．

❖ 知らなかった「排尿失神」

　当時勤務していた病院の図書室は，このようなときに調べものをするのにはピッタリでした．というのは，常駐する怖いオバチャンによって最新の教科書と過去5年ぐらいの内外の主要医学雑誌はすべて欠番がないように整理され，それ以前のものについては移動式書架に収納されていたからです．もちろん，誰かが本を借りっ放しにすると，すぐにオバチャンの知るところとなり，督促状が送りつけられるというシステムになっていました．とはいえ，よく整備された図書室というのは人々をひきつける力もあり，昼夜を問わず，調べものをする医師たちで混み合っていたのも事実です．

さて，「翌朝までに排尿失神について調べるぞ」と心に決めた私は，早速，愛用の図書室で調べてみました．すると，今まで基本的なことすら知らなかったことがよくわかりました．

- 排尿失神は英語ではmicturition syncopeという．またsyncopeは「シンコープ」ではなく，「シンコピ」と発音する
- 失神のメカニズムとして一般に言われているのは，満タンになった膀胱から勢いよくオシッコが出て一気に腹圧が抜け，血圧が低下することによる
- しかし，排尿の前，最中，直後のいずれでも失神は起こりうるので，自律神経の機能不全も関係しているかもしれない
- 一般に排尿失神は良性の疾患であるが，高齢者の場合は重大な疾患が隠れている可能性があるので，器質的疾患の有無を検索しておいた方がよい

というようなことです．さらにつけ加えると

- 座っている状態から急に立ち上がってトイレに行く
- アルコールの影響で末梢血管が拡張している

など，起立性低血圧の要素もあるのかもしれません．

というわけで，排尿失神に関係した論文を3つほどコピーして，翌朝までに○○先生のメールボックスにいれておきました．

❖ 意外に多い「排尿失神」

さて，いろいろと勉強した後になってみると，排尿失神というのは結構，多くみられる疾患であることがわかりました．つい先日も脳外科のレジデントの××先生が自宅のトイレで排尿中に失神してしまいました．何やら「ゴチン！」という音が聞こえてきたので，奥さんが見に行くと××先生が倒れていたということです．もちろん，しばらくして××先生の意識は元に戻り，翌日には普通に出勤してきました．

また，最近，開業医の先生から紹介されてきた中年男性の話は経験者ならではの詳細なものでした．

- 社会人になってからよくトイレで小便をしているときに気を失うようになった．特に宴会で酔っ払ったときや，その翌日などが要注意であった

- というわけで，小便をするときにも注意して洋式トイレに腰掛けてするようになった．そのせいか，最近では滅多にトイレで倒れることはなかった
- ところが先日，酒を飲んだときに油断して立ったまま小便をしてしまい，その結果，倒れてしまった
- そもそも自分はあまりトイレに行かない方で，1日3回ぐらいしか小便をしない

というものでした．余談として

- 失神がくるときは，小便をしている最中に，膀胱が「チクチク」という違和感がするのでわかる．「来たぞ！」と思ってあわてて小便をすませ，イチモツを収納してズボンのチャックをあげようとしているときに気を失ってしまうのがいつものパターンだ

ということも言っておられました．このように「自分の意思とは関係なく膀胱がチクチクする」というようことを聞くと，自律神経が関係していそうな気がしてきますね．

　というわけで最後に1句

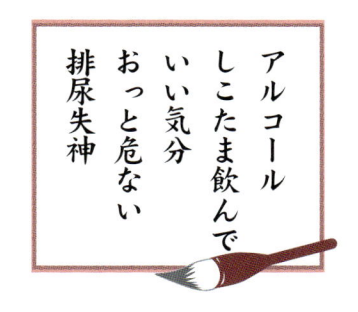

アルコール
しこたま飲んで
いい気分
おっと危ない
排尿失神

第1章　疾患のあれこれ　② 外傷・救急　　腹部大動脈瘤破裂

その3　弾丸がコメカミをかすった！

　某月某日，当直の日にとても恐ろしい目に合いました．それこそ「弾丸が危うくコメカミをかすめて飛んでいきよった！」とでもいうようなきわどい経験です．

　その日，当直室で眠り込んでいた私を起こしたのは1本の電話でした．

中島「もしもし」
事務当直「すいません，急患室です．当院にかかりつけの○田○夫さんが，自宅のトイレで倒れたということで，救急隊から搬入要請が入っているんですが…」
中島「は〜い」
事務当直「救急隊につなぎます」
救急隊「××救急です．今朝方，トイレに立ったときに倒れて意識がなかったそうです」
中島「えっ？　××救急でっか．えらいまた遠いとこでんな」
救急隊「現在はかなり意識レベルが改善してきています．ちょっと遠いんですが，かかりつけということで，そちらへの搬送希望なんです」
中島「はあ…（排尿失神かいな，それやったらどこの病院でも一緒やろ）」
救急隊「受け入れ可能でしょうか？」
中島「あ，いいですよ．30分ぐらいはかかりますよねえ」
救急隊「たぶん20分ぐらいで行けると思いますので，よろしくお願いします」
中島「はい，お待ちしています」

　フガフガ寝ているところを急に起こされたので，自分でも何を言ったのかよく覚えていません．まあ排尿失神だったら病院に到着したときにはすっかり意識清明になっているはずですから，楽といえば楽ではあります．

　さて，救急車で到着した○田○夫さんは，顔色はあまりよくないものの，意識ははっきりしていました．看護師さんが自動血圧計をつける

一方，採血とルート作成をすませました．救急隊の話では搬送中に徐々に意識が戻ってきたとのことです．

中島「〇田さん，どんなふうに倒れたのか，ご自分で覚えていますか？」
〇田「ええ，覚えていますよ．朝，大便をやりたくなって目が覚めたんで，トイレに行ったんですよ．便座を下ろしたときに，バランスを崩して倒れたんです」
救急隊「奥さんによれば『ドーン』という音がしたそうです」
中島「そうすると，倒れたのは便を出す前のことですね」
〇田「そうなんです．周りで皆が騒いでいるのは，全部はっきり聞こえていたんですが，何しろ手足に力が入らなくて」

カルテを書きながらチラッと見た自動血圧計の数字は59-33，脈拍82というものでした．「うまく測れていないんかな？」と思いつつ，再測定のボタンを押すとともに点滴を速くしました．別に深い考えがあったわけではありません．

〇田「救急車の中でも周りでしゃべっていることは全部聞こえていましたが，自分で声が出るようになったのは，こっちに着いた頃からです」
中島「今は全く普通ですか？」
〇田「あの…『大』の方が出そうなんで，トイレに行きたいんですが」
中島「いいですよ．また倒れたりしたら大変だから，車椅子で行きましょうね」

再度，自動血圧計を見ると102-62，脈拍が80とまあまあの数字です．腹部はすこし膨らんでいるようにも見えますが，触ってみると硬くはなく，「元々お腹の出た人かもしれない」，「便が溜まっているのかもしれない」，などとこのときは呑気に考えていました．

それでも，看護師さんに「僕の方はX線のオーダーやらカルテ書きの方をやっとくから，便の色の方を確認しておいてね」と，念を押しながら，一応，眼瞼結膜を見て，貧血がないかを確認するぐらいの知恵は残っていました．

❖ ひょっとして…

さて，血液検査の結果とX線フィルムが揃った頃には〇田さんはすっ

第1章 ② 外傷・救急【腹部大動脈瘤破裂】

第1章 疾患のあれこれ

かり元気になっていました．気になるところと言えば，便を出した後でもまだ便意があること，臍の下付近に痛みが残っていること，話しかけていないとウツラウツラしていることぐらいでしょうか．便の方は下痢でもなく，黒くもなかったということです．

血液検査では，肝胆膵酵素，腎機能，電解質などは全く正常でした．CPK-MBやトロポニンTなどの心筋酵素の上昇もみられませんでした．異常といえば，血糖が300，白血球が11,000と上昇している一方，Hbが12とわずかに貧血があることぐらいです．それとFDP（fibrin degradation products）は正常ですが，Dダイマーが1.5で正常値（0.5以下）を少し上回っていることも気になりました．

胸部，腹部のX線は私の目には正常に見えています．ただ，左の腸腰筋陰影が見えているのに，右のそれがはっきりしないような気がしました．「普段はこんなとこ，気をつけて見てないからなあ．便やらガスやらで見えにくいこともあるんやろか？」と自分で自分に言い聞かせながらも，何となく気にはなりました．

・便をした後でも残っている便意と下腹部痛
・わずかな貧血，わずかなDダイマーの上昇
・右の腸腰筋陰影の消失

これらは，皆，ある1つの恐ろしい病気を示唆しているような気もします．そういえば，

・最初の血圧が59-33であったこと
・腹部が膨隆しているのに軟らかい

というのも，あの恐ろしい病気と考えて何の矛盾もありません．

「まさか…そんなはずないよな．もう，僕の当直時間は終わりかかっとるし，とりあえず入院させておいて，次の当直に引き継いだらエエやろ．3時間後に血液検査の再検のオーダーぐらい出しといたら，親切すぎるぐらいのもんやで」と心の中で思いつつも，胸騒ぎはおさまりません．あれこれ迷ったあげく，笑い者にされるのを覚悟で循環器当直に電話しました．

中島「あの，失神発作で来た患者さんなんですが，貧血はあるし，Dダイマーは上がっているし，腹部X線で右の腸腰筋陰影が消えているように見えるんで，先生の方の領域かもしれんと思ってですね，1度，

診ていただくわけにはいかないでしょうか？」

しゃべっている自分でも回りくどい言い方だと思いました．

循環器当直「ちょっと，今…ICUの患者がVT（ventricular tachycardia：心室粗動）になってもたんや．用件は何でっか！」

確かに電話の向こうからモニターの音やら人々が怒鳴り合っている声が聞こえてきます．

中島「V，VTですか！　それは大変ですね．でも…こっちも同じくらい大変なんですぅ…腹部大動脈瘤破裂ではないかと思うんですけど（泣）」

遂に私はその恐ろしい病気の名前を口にしてしまいました．

循環器当直「な，何やて？　悪いけど，腹部CTを撮っといて！」
中島「わかりました．CTができたらすぐにICUに持っていきます！」

看護師さんとともにCT室に向かってストレッチャーを押していきながら，私は誰にともなく「○田さん，これで1番恐い病気がなかったら一安心やから，余計な検査かもしれんけど，とにかくCTだけ撮っておきましょう」と言い訳をしていました．
CT室では，肺尖部から骨盤腔まで一気にスキャンされ，後は順に画像が出てくるのを待つだけです．

中島「ところで循環器の患者さんが急変したとか？」
放射線技師「ああ，今から心カテ（心臓カテーテル検査）をやるんで，こっちも応援を呼んだんです」

というやりとりをしている視界の隅で心臓マッサージをしながらストレッチャーが心カテ室に飛び込むのが見えました．白衣を着た何人かの人間と，何に使うのかわからない器械も後に続きます．
「ということは，万一，腹部大動脈瘤がみつかってもたらウチでは対応できへんってこと？　どっかに転送せなアカンのやろか．でも搬送途中で破裂するかもしれんし…」
という私の不安は，放射線技師さんの

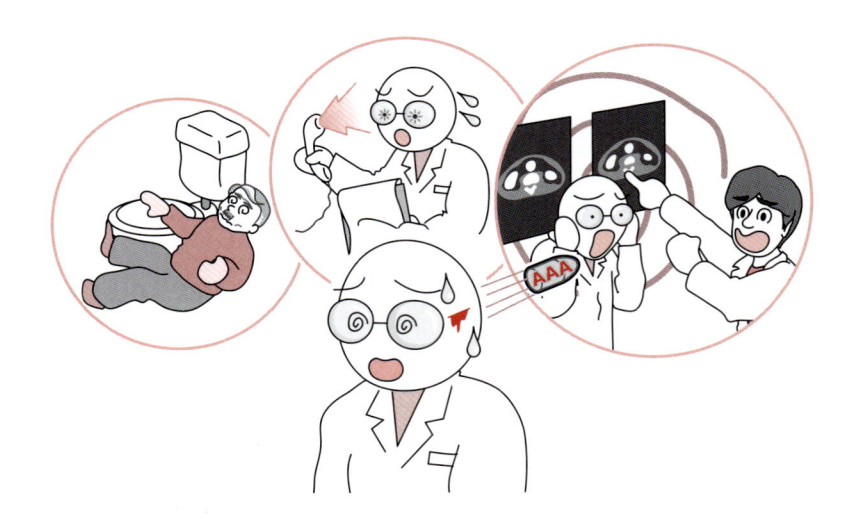

「で，出よったー！！」
という声で一気に現実のものとなりました．
「先生，8センチはありまっせ！」
と言われて画面を見ると，椎体の前面に丸いものが写っており，素人目にもわかる出血が右の後腹膜腔にのびています．確かに右腸腰筋は血腫のなかに埋もれており，これが腸腰筋陰影の消失の原因だったのか，と今さらながらに納得させられるものでした．
　このときの私の狼狽ぶりは横から見ても滑稽なほどだったのではないかと思います．
「もう何でもいいから，この患者，ワシの目の前から消えてくれえ」
という気持ちでした．幸いなことに手の空いた心臓外科の先生がすぐに駆け付けきて，
「ご苦労さま，後はウチで診ましょう」
と引き取ってくれたので，ホッとしましたが，その頃には患者さんの方は
「腹が痛てえよ〜！，何とかしてくれ〜！！」
と呻きはじめていました．

　まさしく弾丸がコメカミをかすめていったような状況です．私自身，足腰の力が抜けてしまいました．それでも「何か自分にできることはないやろか」と考え，ともかくもご家族に説明することにしました．

中島 「○田○夫さんは，腹部大動脈瘤という病気であることがわかりました」
家族 「そうなんですか，原因がわかってよかった．今日は家に帰ることはできますか，それとも入院せなあきませんやろか？」

ご家族にはことの**重大性**が全く伝わっていないようでした．

中島 「あの，大動脈瘤というのは大変恐ろしい病気で，たぶん緊急手術が必要です」
家族 「ええ？」
中島 「その，石原裕次郎がですね，死んだときの，それと同じ病気なんです」
家族 「えええっ！」

ようやく家族一同，私とともに腰を抜かしてくれました．
そんなこんなで，平和に終わるはずの当直が，あまりにも恐ろしい経験に変わってしまったので，ともかく誰かに話を聞いてもらおうと思って，医局に戻って家に電話をかけました．

中島 「…というわけで腹部大動脈瘤破裂やったんや．ほんま，恐ろしかったで」
妻 「あのなあ，裕次郎が死んだのは肝癌や！」
中島 「へっ？」
妻 「大動脈瘤のときは慶応で手術して助かったんやがな」
中島 「そうやったんか，すんまへん．家族にウソ言うてもた！」

最後に1句

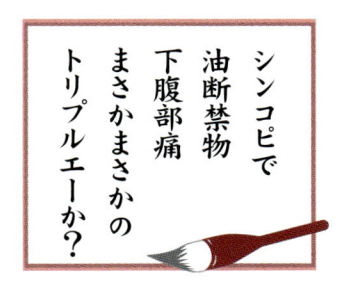

> シンコピで
> 油断禁物
> 下腹部痛
> まさかまさかの
> トリプルエーか？

※シンコピ = syncope（失神発作）
　トリプルエー = AAA（Abdominal Aortic Aneurysm：腹部大動脈瘤）

第1章 疾患のあれこれ ② 外傷・救急　頭部外傷後の高次脳機能障害

その4 頭部外傷後の高次脳機能障害

　1990年代の終わり頃ですから，今となっては遠い昔のことになります．バイクで走行中の高校生が自動車にはねられて，救命センターに搬入されてきました．受験勉強のために図書館に行く途中のことだったそうです．

　来院時意識レベルはGCS（Glasgow Coma Scale）で1-1-3でした．頭部を含む多発外傷に対し，複数回の手術を行い，懸命の治療がなされました．彼の容態が何とか安定し，後方病院へ転院したのは受傷から54日目のことです．とは言ってもGOS（Glasgow Outcome Scale）でSD，すなわちsevere disabled（重症機能障害）でありました．

　徐々に回復してきた意識レベルにあわせて，後方病院では気管切開孔の閉鎖や経口栄養を開始しつつ，リハビリを行いました．さらに後方病院からリハビリ専門病院に移った後は，お母さんが言うところの「目から鱗が落ちる」リハビリで，見た目にはほぼ完璧に回復しました．

　ついに自宅に退院できたということで，お母さんと本人が救命センターに訪ねてきてくれたのは，それでもまだ20世紀のことだったと記憶しています．

お母さん「最初は救命センターで命を助けていただき，転院先の病院で治療とリハビリをしてもらい，最後はリハビリテーションの専門病院に行くことができて，本当によかったです」
中島「それぞれの段階で，1番ぴったりの病院で治療することができたわけですね」
お母さん「そうなんですよ！ 今はちょっと幼いようなところもあるんですけど，もう1度育て直しているつもりで頑張っています」
中島「ところで受験勉強の方はどうなっているのかな？」
○○君「数学や英語はだいぶ忘れているんですけど，僕は前から『信長の野望』なんかのゲームが好きだったんで，日本史は大丈夫みたいです」
中島「『信長の野望』・・・でっか．なるほど」

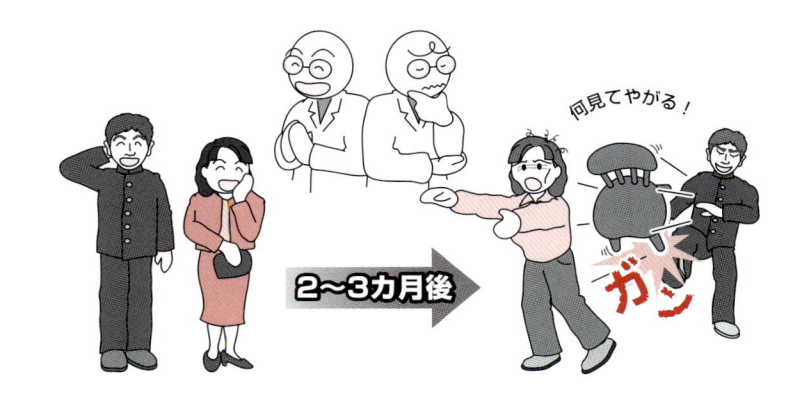

このときはお母さんも本人も大喜びだったのですが，これが実は新たな地獄のはじまりだったのです．というのは，自宅に帰った〇〇君は計算や記憶力が悪くて受験勉強が思うようにはかどらないばかりか，根気や集中力が全く続かない人間になっていました．そればかりか，気分が変わりやすく，すぐカッとして親や妹に暴力をふるい，家中の食器を全部割ってしまったということです．

❖ 〇〇君が変わってしまった原因は？

　疲労困憊したお母さんが再び救命センターに相談に来たのは2，3カ月もしてからだったでしょうか．といっても，こちらにも何か名案があるわけでもありません．ちょうど何かの研究会で一緒になった某リハビリテーションセンターの先生が「頭部外傷後の高次脳機能障害」についての研究を発表していたことを思い出し，電話で相談してみました．

某先生「ああ，それはまさしく『頭部外傷後の高次脳機能障害』でしょうね」
中島「そうですか，先生の名前を思い出してよかった！ それで，どうやって治療したらいいのでしょうか？」
某先生「いやあ，これといった治療の方法がないから研究をしているんですよ」
中島「えええっ？」
某先生「治療どころか，この疾患の存在自体が世間に知られていないのが現状でしてね」

中島「はあ・・・」
某先生「ですから，われわれの研究も治療法の開発というより，診断法の確立といった段階ですな．はっはっは！」

　確かに当時は私自身が頭部外傷後の高次脳機能障害なるものが存在することを知りませんでした．とはいえ，某先生によれば頭部外傷後の高次脳機能障害に悩んでいる人は非常に多く，大阪方面にもたくさんの患者会があるはずなので，まずは患者会への入会をお勧めしたらいいのではないか，というアドバイスをいただくことができました．
　この経験から私が感じたことは，

- 救命センターで個々の患者さんの長期的な機能予後を把握することは難しい
- 頭部外傷後の高次脳機能障害という疾患が存在する

という2つのことでした．

　さて，頭部外傷後の高次脳機能障害の典型的経過は以下のようになります．

❶ 交通事故などによる頭部外傷の発生．多くの場合，外傷直後から意識障害がある．高次脳機能障害の原因となる外傷は，急性硬膜外血腫や脳挫傷のような派手なものよりも，外傷性くも膜下出血やびまん性軸索損傷のような地味なものの方が多い
❷ 一見，これといった神経学的欠損症状を残さずに回復する．家族はもとより医療者側も「奇跡の回復だ！」と大喜びすることも珍しくない
❸ ところが慢性期になって，高次脳機能の不都合が出てくる．これは認知障害と人格障害からなり，局所神経症状としての古典的な高次脳機能障害とはいささか異なっている

　頭部外傷後の高次脳機能障害の患者さんは，四肢の麻痺や言語障害がなく，一見，普通に暮らしている人が多いのです．ところが，実際には真っ当な社会生活ができていません．原因は認知障害と人格障害の2つにあります．

認知障害：記憶力障害，集中力障害，遂行機能障害，判断力低下など
人格障害：暴言・暴力，すぐキレる，幼稚な行動，被害妄想など

　これらの障害のために事故前ほどのペースで仕事をすることができない

ばかりか，人間関係も滅茶苦茶になってしまい，リストラの対象になってしまいがちです．そのうえ，家庭生活もうまくやっていけず，すっかり人が変わってしまった患者さんを抱えた家族は右往左往するしかありません．

それでも認知障害については各種痴呆スケールを用いればある程度診断できるのに対し，人格障害の方は診断することすら困難です．某リハビリテーションセンターの先生が「頭部外傷後の高次脳機能障害」を研究テーマに選んだのももっともなことだといえましょう．

❖ 患者さんの支援のために

そうこうするうちに，時は流れ，時代は20世紀から21世紀に変わり，徐々に「頭部外傷後の高次脳機能障害」なるものが世間に認知されるようになってきました．自動車賠償責任保険（いわゆる自賠責）を扱う損害保険料率算出機構でもこのような疾患の救済に乗り出し，2002年1月受付事案より自賠責保険の後遺障害等級表に補足的考え方を付け足して対応するようになりました．さらに，2004年4月1日より改正自動車損害賠償保障法が施行され，「頭部外傷後の高次脳機能障害」に正式な等級がつけられるようになったのです．これによると，

> 9級：一般就労可能も，作業効率や持続力に問題あり
> 7級：作業の手順が悪い，約束忘れ，ミスが多い
> 5級：単純作業は可能，職場の理解と援助が必要
> 3級：学習能力や対人関係の高度障害により，一般就労は不可能
> 2級：部分介護で自宅生活
> 1級：高度痴呆により全面的介護

ということになっています．治療が難しい以上，お金による解決しかないわけですね．四肢の障害では7級が「1手の親指を失う（＝616万円）」に相当するので，妥当なところではないかと思います．

お金のやりとりがある以上，いくら評価困難とはいえ，人格障害についても何らかの判断を下さなくてはなりません．これについては家族や医師が記入するアンケート形式の書類（日常生活状況報告書）が用意されています．これを見ると，頭部外傷後の高次脳機能障害の患者さんがどのような症状で苦労しているかがよくわかります．例をあげると，

- 簡単な買物で釣銭の計算はできますか
- 話がまわりくどいですか
- お金を持たせるとすぐ使ってしまいますか
- 同時に複数のことを並行してできますか
- 場所をわきまえずに怒って大声を出しますか
- 飽きっぽくて1つのことが続かないですか
- 家族や周囲の人とのトラブルが多いですか

などなど，読んでいるだけで涙が出てきそうです．

というわけで，あまり世間には知られていない頭部外傷後の高次脳機能障害．診断も困難，治療も困難ではありますが，せめて金銭的な援助ができないかと，私も自分の患者さんのために損害保険会社からの書類の山と格闘する日々を送っています．

最後に関係者に教えてもらった高次脳機能障害の関係書類記入のコツを伝授しておきましょう．

- 書類の枚数はやたら多いが，とにかく読みやすい字で書くこと
- 「こんな阿呆らしい書類が書けるか」「面倒だ！」といわんばかりの文章は御法度．実はこういった書類が多いそうです
- 逆に診療の熱意と苦労が伝わってくる文章は好感を与える
- CTやMRIのフィルムを提出する場合，所見のある部分を赤鉛筆で囲んだり，矢印をつけておくとよい

そして，いつもの1句

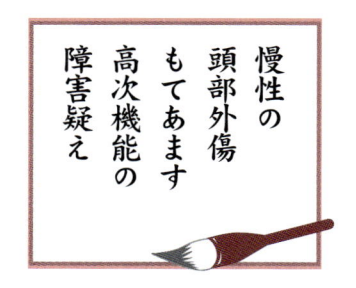

> 慢性の
> 頭部外傷
> もてあます
> 高次機能の
> 障害疑え

第1章 疾患のあれこれ ② 外傷・救急　　　熱中症

その5　患者の解釈モデル？

　先日，必要があって外来診療の教科書を読んでいたんですが，最近の教科書はよくできているというか，難しいというか．われわれのときには聞いたこともなかった「医療面接の8つのステップ」というのが載っていました．
　つまり

> 導入 → 主訴と経過の把握 → 感情面への対応 → 不足部分を補う → 患者の解釈モデルを知る → 背景の把握 → まとめと診察への導入 → 問題解決への動機づけ

というわけです．馴染みのない用語だらけですが，なかでも「患者の解釈モデル」というのがよくわかりません．
　この教科書によれば，「患者の解釈モデル」とは，自分の症状に対する患者さん自身の解釈や説明ということでした．つまり，「昨日食べたものがイカンかった」とか「きっと薬があってないんだ」など，患者さんが自分で自分の病気をどう考えているかってことのようです．
　そういえば，私も自分の診察のときにはよく「何か心当たりはありますか？」と尋ねるようにしています．これが，案外，診断へのよい手掛かりになることが多く，馬鹿にしたものでもありません．というのは，最近，改めて「心当たり」の大切さを思い知らされるようなことがあったからです．

❖ 緊急患者！のはずが…

　ちょうど，夏の初めの頃．近医から「10分間ほどの意識消失がありました．脳血管障害の可能性があるため，精査をお願いします」ということで60歳ぐらいの男性が紹介されてきました．本人によれば，釣りをしていたときに後頭部が痛くなり，ゲーゲー吐いたあと，気を失ってしまったということです．
　私自身，普段から研修医たちに「頭痛＋嘔吐のときはくも膜下出血

を見逃すな！」と口やかましくいっているので，このときとばかり自分で実行しました．すなわち，一生懸命しゃべり続けている患者さんを無視して，直ちにCT室に電話したのです．

「外来に来た患者さんですが，くも膜下出血の疑いがあります．緊急で頭部CTをお願いしますっ！」

ところが撮影されたCTフィルムには全く出血は見当たらず，いささか拍子抜けしてしまいました．でも，常日頃，口やかましく言っているのはこれだけではありません．

「CTでは診断のつかないくも膜下出血が存在するんだ．それと突然の後頭部痛で発症する椎骨動脈解離も見逃してはならん！」

というわけで，有言実行すべく，直ちにMRI室に電話しました．

「外来に来た患者さんですが，CTだけではくも膜下出血の疑いが捨て切れません．それに椎骨動脈解離の可能性もありますので，もし可能であれば，緊急で頭部MRIを撮影していただけたら大変にありがたいのですが…」

さきほどと比べて，若干テンションが落ちたのは否めません．

「先生，要するに何と何を撮ったらエエわけ？」

技師さんに尋ねられてしまいました．

「少量のくも膜下出血の有無を確認するためにFLAIR（fluid attenuated inversion recovery）とT_2^*（"T_2スター"と読む）強調画像ですね．あと椎骨動脈解離を見るためにMRAをお願いします．あの…必要最小限でいいですから」

して，その結果は…これまたどこにも異常はありませんでした．

「あれえ…おかしいなあ」

大騒ぎをして撮影してもらったわりには，少量のくも膜下出血も，椎骨動脈の解離も，何もありません．ホッとする一方，何やらキマリが悪かったのも事実です．

❖ 答えは身近なところに

というわけで，あらためて病歴の確認です．ここで初めて「何か心当たりはありませんか？」と尋ねることになりました．すると，倒れる2，3日前にも釣りをしていて調子が悪くなったことがわかりました．

患者「そのときは，何しろ無茶苦茶に暑い日やったんで，日陰でしばらく休んでいたら治ったんや」
中島「ほほーっ」
患者「釣り仲間も3人ほど倒れてよってな」
中島「ええっ！」
患者「何しろこの暑さやからなあ」
中島「ということは，今回，意識がなくなった日もすごく暑かったんですか？」
患者「そらそうや」
奥さん「この人，それで懲りたんか，もう釣りにはいかなくなってしまったんですよ」
患者「何言うとるねん！ 涼しくなったら再開や」
中島「…」
患者＆奥さん「先生，やっぱり暑さでやられたんですか？」
中島「そ，そうみたいですね」
　（なんや，最初から答えが出とるがな！）

　結局，私が開業医の先生に書いた返事は
「頭部CT，MRIで精査しましたが，特に異常を認めませんでした．ひょっとすると熱中症の一種かもしれません」
という，世にも歯切れの悪いものになってしまいました．

　情けないと思いつつ，後でこっそりレジデントノート（レジデント向け雑誌：羊土社発行）で調べてみました[1]．いわゆる熱中症というのは「熱疲労」「熱痙攣」「熱射病」「熱浮腫」「熱テタニー」など，似たような名前の疾患の集合体らしく，私の頭ではさっぱり理解できません．それでも我慢して読んでいくと「熱失神」というのがあげられていました．名前から推測すると，どうやら「熱失神」こそが，この患者さんにぴったりの診断のような気がします．

　さて「熱失神」というのは，いわゆる「日射病」を含む概念で，典型的なパターンは

・身体が直射日光にさらされる → 体温を下げるために皮膚の血管が拡張する → 皮膚血流が増加する → 脳血流が減少する → 失神を

第1章　疾患のあれこれ

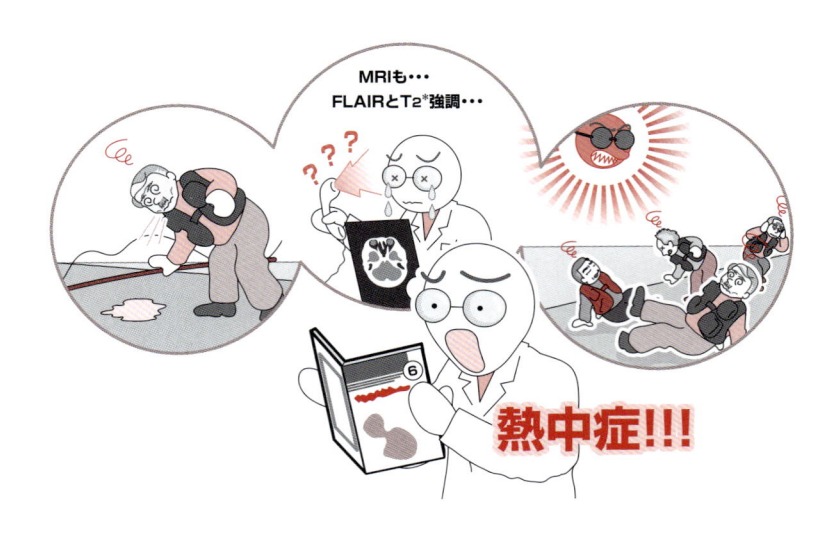

> 起こす

というものです．通常，体温上昇や脱水はなく，頭痛やめまい，嘔吐を伴うことがあります．「熱失神」のバリエーションとして

> ・激しい運動を急にやめる → 筋肉が果たしていたポンプ作用が停止する → 脳血流が低下する → 失神

というのもあるようで，運動直後のクールダウンの重要性が強調されるゆえんですね．この失神には発汗による脱水の要素も加わっているようです．いずれの場合も涼しいところに移動させて水分を補給することによって治療します．

これで「熱失神」の方はわかったような気になりましたが，「熱中症」の分類の方は相変わらず複雑怪奇なままです．ところが，他の本には，「今まで横に並べていた疾患名を最近は重症度に従って縦に並べるのが流行っている」趣旨のことが書いてありました[2]．つまり，

> Ⅰ度：熱失神，熱痙攣
> Ⅱ度：熱疲労
> Ⅲ度：熱射病

ということです．重症度の順に並んでいるのでわかりやすく，治療の方もⅠ度 → 水分摂取，Ⅱ度 → 輸液，Ⅲ度 → 厳重な管理と治療，という

ように単純化されています．やはりシンプルな頭にはシンプルな分類が1番．

　いささかなりとも熱中症を勉強した今となっては，「何てこった．あわてて頭部CTやらMRIまで撮影してしまった自分は馬鹿でねえか」と，お恥ずかしいかぎりです．とはいえ，いろいろと調べたなかに「画像診断で中枢性疾患を否定しておくべし」というのもあったので，ちょっと救われるような気がしました．

　それにしても恐るべきは「患者の解釈モデル」です．馬鹿にせず「心当たり」を尋ねるべきですね．

　最後に１句

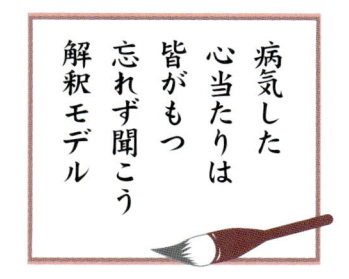

病気した
心当たりは
皆がもつ
忘れず聞こう
解釈モデル

<参考文献>
1）林　寛之：暑い，熱い，篤い!?　～Hyperthermia 高体温～．レジデントノート，6（3）：380-393，2004
2）田中和豊：「問題解決型救急初期診療」，医学書院，pp448-455，2003

第1章 疾患のあれこれ ② 外傷・救急　　腹部外傷

その6　脳外科病棟に紛れ込んだ腹部外傷

　ある朝のこと，ガラにもなく病棟に1番乗りしてしまった私は，たちまち深夜勤務の看護師さんにつかまってしまいました．午前4時頃，金属バットで全身を殴られた20代の男性が脳外科に入院したというのです．このような場合，「殴られた全身」のなかに少しでも頭部が含まれていると，何故かその患者さんは脳外科病棟に入院させられてしまいます．病室を覗いてみると確かに真っ赤に顔を腫らせた男性が寝ていました．20代の若者というよりは，ちょっとコワそうなオッチャンという風体です．

中島「××さん，わかりますか？」
××氏「う〜ん」
中島「随分，殴られてしまいましたね．私の顔がちゃんと見えますか？」
××氏「ああ」
中島「ちょっと申しわけないんですけど，胸や腹の方も見せてくれますか」
××氏「頭も痛いし，腹も痛いわ」

　掛け布団をめくると，妙に体格のいい××氏の胸や腕には10数カ所の「金属バット痕」がありました．胸に比べると腹の方には目立った外傷はなく，腹の方を痛がっているのが不思議なぐらいです．

××氏「なんでこんなに腹が痛いんかな」
中島「腹の方は蹴られたんじゃないですか．内臓が損傷を受けている可能性もありますよ」
××氏「内臓が損傷？」
中島「簡単に言うと，腸や肝臓が破れたりしているかもしれない，ということです．本当に大丈夫かどうか，はっきりするまで3日ぐらいは入院してもらうことになりますね」

　やや横柄な××氏の態度からすると，カタギの人間かどうか，はなは

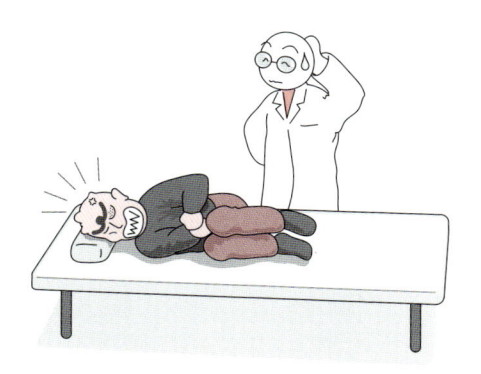

だ怪しいような気がします．もし金属バットを持っていたのが××氏の方だったら，病院に担ぎ込まれたのは間違いなく喧嘩相手の方でしょう．ちょっとキツめのムンテラをしながらも，「腹の方は内科にも診ておいてもらった方が無難かな」と私は心の中で思いました．

緊急開腹

「内科の○○です．先生から御紹介いただいた××さんのことですけど…」という電話が外来診察中の私のところにあったのは昼頃でした．

中島「あ，○○先生．お世話になります」
内科 Dr.「腹の方は硬いわけではないんですけど，かなり痛がっていますね．それにリバウンドもあるようなので，腹部CTを撮影させてもらってもよろしいでしょうか？」
中島「ぜひお願いします．脳の方は大丈夫ですから，先生の方で必要だと思うことは私に構うことなくどんどんやってください」
内科 Dr.「わっかりました」

というわけで，本当に私に構わず○○先生がどんどんとことを進めた結果，私が脳外科病棟に戻ったときには××氏の緊急開腹のための手術説明がされているところでした．放射線科が腹部CTを読影して「かなりの量の腹腔内出血が疑われる」と指摘したからです．脾臓の輪郭がおかしいし，膀胱周囲，その他にも血腫があるとのことでした．もちろん私にはよくわかりませんが，外科の先生達もCTを見ながら「こ

の読影は名人芸やなあ」と感心しておられました．

　さて，緊急開腹をしてみると，確かに肝下面や脾臓周囲に血液が貯まっており，吸引した血腫は1,000 mlを超えそうな勢いです．そして腸間膜の一部が裂けているのが確認されたため，切れた動静脈をみつけて結紮し，無事手術は終了しました．

外科 Dr.「ところで中島先生．この人は腸間膜が損傷されていますから，『中島の分類の④型』ということですね」
中島「あれは素人のたわ言ですから，大きな声で言わないで下さいよ！　汗が出てくるがな，もう」
外科 Dr.「いや，先生の分類は結構使えますよ」

　『中島の分類』というのは，私が考えた我流の腹部鈍的外傷の分類法です．つまり，私のようなB級脳外科医が聴診やら触診やらで損傷臓器の診断をつけるなどという大それたことは非現実的なので，誰でも使えそうな腹部外傷診断法を密かに考案したというわけです．いくら「自分は専門外だ」と言っていても，何かのはずみで腹部外傷を診なくてはならない，ということは十分にあり得るからです．

　そもそも専門外の人間が腹部外傷を診ようとするときに，一番まずいパターンは

　「むむむ，困ったなあ．腹には無数の臓器があるぞ．肝臓やろか，腎臓やろか，それとも胃か十二指腸か？　よくわからんけど，とにかく聴診や，触診や！」

とパニックになってしまうことではないでしょうか．このようなことを避けるために，

> 「腹腔内臓器は無数にあるのではなく，
> 　① 実質臓器
> 　② 管腔臓器
> 　③ 血管
> 　④ その他
> 　と系統的に考えれば混乱しなくてもすむ」

というのが『中島の分類』の趣旨なのです．

　この「分類」を使うと，素人でも「実質臓器の損傷なら，血液検査

でAST/ALTやアミラーゼ/リパーゼなど，損傷臓器に対応した逸脱酵素が高値を示すことが多い」とか，「管腔臓器の損傷なら，画像診断でフリー・エア（遊離ガス）が検出される可能性が高いはず」と順序立てて考えていくことができますし，大きな血管の損傷であれば遅かれ早かれ貧血が進行していくことを予想することができます．では「④その他」にあたる臓器は何かというと，「腸間膜」や「骨」がこれに相当します．今回手術した外科の先生が冗談で『中島の分類の④型』といったのはこのためです．

❖ 開腹を要するのは…

また，どのような腹部外傷が開腹の適応となるかも知っておく必要があります．これも無数にあるわけではなく，大きく2つ，

① 穿孔
② 出血

と覚えておくとよいのではないかと思います．確かに「膵臓の断裂」とか「胆管損傷」など，シブい外傷も開腹手術を要しますが，あまり数の多いものではありません．

さて，開腹するか否かは外科が決めるわけですが，外科に紹介する方も自分なりに「これは開腹になりそうだなあ」と見当をつけたいところですね．

① ヘモグロビン値の経時的低下
② 腹部CTの異常所見

あたりは，大変有力な客観的根拠になります．

腹部CTに関しては，「**腹部外傷の場合，原則としてエンハンスして撮影するべし**」と救急の教科書に書かれています．エンハンスしないと肝臓と周囲の出血の区別がつきにくく，読影が難しくなるからです．また，腹部CTを撮影したときには，放射線技師さんに頼んでウインドウ/レベルを調整した，いわゆる「**肺野条件**」でもフィルムに焼いてもらっておくとよいようです．そうするとフリー・エアを鋭敏に検出することができます．

❖ 救急センターの初期診療

さて，このような腹部外傷について，救急ではどのような治療をしているのでしょうか．以下は，私が以前に勤務していた救命センターでの初期診療の手順です．

① 患者の搬入と同時に，バイタルサイン，意識レベル，病歴をチェックし，外傷部位を写真で記録する
② 中心静脈ルートと動脈ラインを作成し，胸部，腹部，骨盤の単純X線を撮影する
③ 腹部エコー（focused assessment with sonography for trauma：FAST）を行う．プローブを当てるのは3＋1カ所．モリソン窩，ダグラス窩，脾腎境界で腹腔内出血の有無，量をチェックするとともに，心タンポナーデの有無を確認する
④ 腹部CTを単純＋エンハンスで行う．エンハンスについてはヘリカルを活用して，動脈相，静脈相，遅延相のトリプル・フェイズで撮影する．単純CTを名人芸で読影するよりは，誰でも読めるCTを決まった手順で撮影する方が現実的なため．また，「肺野条件」についてもルーチンで作成するが，フィルム1枚あたり20コマで焼き，フィルム枚数の節約を図る
⑤ 穿孔が認められる場合，直ちに開腹手術の準備をするとともに，できれば穿孔部位の確定を図る
⑥ 出血が認められる場合，まず「塞栓術による止血」や「厳重な経過観察下での保存的治療」を考え，無理なら「開腹手術」を考慮する

単純な腹部鈍的外傷の場合，①から⑥まではいつもアッという間に進んでいたように思います．やはりモチはモチ屋ということでしょうか．

第1章 疾患のあれこれ ② 外傷・救急　　　自損事故

その7　前人未踏の12S

「ジャンジャン，ジャンジャン」
枕元の電話が鳴ったのは夜中の2時頃でした．

中島「ん…，もひもひ」
レジ「あ，夜分に恐れ入ります．脳外科の○○ですが…」
　当直をしていたレジデントの○○先生からのコールです．
レジ「交通事故で救命センターに搬入された22歳の男性なんですが，手術適応があるかどうか相談したいんです」
中島「ふぁい」
レジ「頭を強く打っていて，頭部粉砕骨折と急性硬膜下血腫があって片方の瞳孔が開いてしまっているんですが…」
中島「はら」
レジ「それだけじゃなくて，口からも鼻からも耳からも出血していて全然止まらないんです」
中島「それは頭蓋底骨折のひどいやつやな．気の毒やけど，助からんパターンやわ」
レジ「やっぱりそうですか．救急の先生も同じことをおっしゃってるんですが，念のため確認しとこうと思ったんで…．先生に来ていただく必要はないみたいですね．いや，どうも失礼しました」（ガチャ）

　行かなくてよいか，といったんは安堵した私ですが，なぜか手足が勝手に動いて服を着てしまい，気がつくと病院に向かっていました．これは別に立派な考えがあったわけでもなく，単に寝ぼけていただけです．

　病院に向かいながらも，もう1度レジデントの先生に連絡し，「ひょっとして血腫除去をするなり，血管をくくるなりした方がいいかもしれんよ」と言っておいたのですが，初療室に到着すると，すでに頭部の剃髪をしている最中でした．

レジ「さっきは滝のような出血だったんですが，鼻と口にガーゼを詰め込

んだらだんだん出なくなってきたんです」
中島「ほな，とにかく血腫の方をとってしまおか」
レジ「とにかくひどい粉砕骨折なんです」
中島「ということは皮切して骨片除去したらすぐ下に血腫があるっちゅうことやな」
レジ「それもそうですね」

　というわけで，初療室でそのまま開頭しました．しかし，骨折線や皮下や硬膜内外など，あちこちからの出血がひどく，実際のところは悪戦苦闘の手術でした．

✤ 自損事故の6つのS

中島「ところで，この人はどんな交通事故やったの？」

　術直後のCTを撮影しながら尋ねました．

レジ「何でも自動車を運転していて電信柱にぶつかって自爆したらしいですよ」
中島「へえ，酔っ払い運転かな？」
救急医「血中アルコール濃度は感度以下でした」
中島「ということは何やろ？ ちょうどよかった，○○先生．自損事故の場合，原因として6つのSを考えろって言われるんやけど，知ってるか？」
レジ「いや，全然知りません」
中島「Sleep（居眠り運転），Syncope（失神），Seizure（痙攣），Suicide（自殺企図）とやな…あと1つはSake（酒）つまり飲酒運転や！」
レジ「Sakeというのは日本語ですか？ それは苦しいですね．それにまだ5つしか出てませんよ」
中島「うーん，うーん，もう1つあるんやけどな…，後で調べとくわ」

　ここで6つスラスラと出てくればカッコよかったんですが，中途半端にしか出てこないところが，私らしいとも言えます．

中島「ところで，さっきSakeというのが日本語で苦しいと指摘されたけどな，この前，何かの研究会で，誰かがSauceっちゅう単語に言い

換えとったのを見た記憶があるで．これもアルコールとかいう意味があるらしい．そやけど，ワシはSpiritの方がエエと思うなあ．Spiritというのも『強い酒』という意味があるんや」
レジ「なるほど」
中島「それにワシら脳外科をやっとるモンからしたらStroke（脳卒中）というのも入れておきたいよな」
レジ「それは先生が勝手につけ加えたんですか」

　この辺になるとレジデントの方も「感心する」というより「呆れる」という表情です．

中島「実はな，もっとつけ加えたんや．SpeedとStatusっちゅうのも足して全部で9つや」
レジ「Speedというのはスピード違反としても，Statusというのは何ですか？」
中島「車を運転する資格がない，つまり無免許運転や．世の中にはそういう奴もぎょーさん走っとるやろ」
レジ「はあ」
中島「それに酒だけやなくて，薬物中毒の自損事故もときどき見るからなあ．これも何か探して入れたろか」
レジ「……」
中島「それにしても，最初の6つのうちの1個が出てけえへん．なんや気色悪いなあ」

　徹夜明けのフラフラする頭で医局に戻り，本を見ると欠けていた6つのSのうちの1つがありました．Sugar（低血糖）です．それに薬物中毒にも名前をつけようと思ってシソーラスでdrugをひいてみるとSedative（鎮静薬），Stimulant（興奮薬）と2つも出ていました．これでオリジナルの6つのSと自分で勝手に付け加えた5つのSで大威張りです．とは言ってもすでに威張る相手も目の前からいなくなっていました．

❃ もう1つのS

　後で救急の担当医から聞いたところでは，この患者さんは深夜に大勢の見物人の前，車でクルクル廻るようなことをやっていたのだそうです．つまり，スピンターンとかバックターンですね．ナントカ族とか名

前のついている暴走族の一種かもしれません．ただ，狭い公道のことなので，手元が狂って電信柱に衝突してしまったのでしょう．

　寝ぼけた頭で考えたことは，
「スピンターンをし損ねて電柱にぶつかったのか…．自損事故の原因としてSpinというのもつけ加えたらいいかもしれんな．よっしゃ，これで前人未踏の12Sや！」
という，どうでもいいことでした．

オリジナルの6S
- Seizure　　　　　　　　（痙　攣）
- Syncope　　　　　　　　（失　神）
- Sugar　　　　　　　　　（低血糖）
- Sleep　　　　　　　　　（居眠り運転）
- Suicide　　　　　　　　（自殺企図）
- Sake → Sauce/Spirit　　（飲酒運転）

勝手につけ加えた6S
- Stroke　　　　　　　　（脳卒中）
- Sedative　　　　　　　（鎮静薬）
- Stimulant　　　　　　（興奮薬）
- Speed　　　　　　　　（スピード違反）
- Status　　　　　　　　（無免許運転）
- Spin　　　　　　　　　（スピンターン）

最後に1句

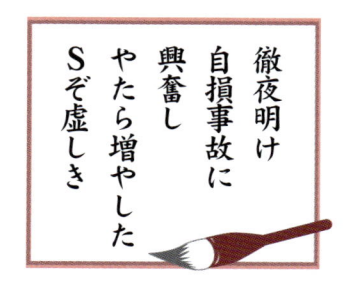

> 徹夜明け
> 自損事故に
> 興奮し
> やたら増やした
> Sぞ虚しき

〈オリジナルの6Sが出ている参考文献〉
1) 林　寛之：一過性意識障害〈その2〉．レジデントノート，4（2）：113-119，2002

第1章 疾患のあれこれ ② 外傷・救急

創傷治療

その8　自転車でゴチン

「中島先生，自転車に乗っててブロック塀にぶつかったっていう人が来ているんですけど」
「あ，わかりました．すぐ行きます」
と言って，救急室に向かいましたが，ふと時計を見ると当直時間帯に入っていました．
　「あれ，もうこんな時間か！ 外来担当の研修医に振ったらよかったなあ」と思いましたが，調子よく返事をした後だったので，行くしかありませんでした．
　救急室に着いてみると，30代ぐらいの女性が頭を押さえて座っていました．

中島「どうしました？」
女性「あの，自転車に乗っていて塀にぶつかったんです」
中島「なんでまた塀なんかに…？」
女性「荷物が落ちたんで，それを取ろうと下を向いたときに」
中島「バランスを崩しましたか？」
女性「そうなんです」

❖ たかがゴチン，されどゴチン

　その女性をみると，左前頭部にたんこぶ，左前額部と顔に大小の擦過傷がありました．どうやら，自転車に乗っていてゴチンとやったものの，意識の方は終始清明であったようです．つまり，軽症頭部外傷＋顔面擦過傷ということになります．このような軽症頭部外傷の場合，頭部CTを撮影するか否かを迷うことがあります．このことについて調べた論文[1]によると，レトロスペクティブ（後向き）に調べた520例の意識清明の頭部外傷のうち，6.9％で頭部CTで何らかの異常があり，それらの症例は以下の7つのうちの1つ以上の症状を認めたということです．

- 頭　痛
- 嘔　吐
- 60歳以上
- 薬物やアルコール中毒
- 短期記憶の障害（健忘）
- 鎖骨より上の外傷が認められる
- 痙攣

　次に，プロスペクティブ（前向き）に調べた連続909例の意識清明の頭部外傷について，頭部CTを撮影すると，6.3％に異常があったが，全員が上記7症状の1つまたはそれ以上をもっていたということです．つまり，**これら7つの症状が1つもない場合は，頭部CTを撮影しても外傷性変化を認めないはずである**，ということになります．

　私自身は，自分の経験に照らして

- 抗血小板薬，抗凝固薬を服用している場合
- 肝機能障害や血友病など，出血傾向をもつ疾患
- 開頭術やV-Pシャントなどの手術歴がある
- 嗅覚障害などの神経症状がある
- 頭蓋骨骨折がある
- 転落，墜落，放出など，強い衝撃が加わったことが予想される場合

なども，リスクが高いと考えて積極的に頭部CTを撮影するようにしています．ただし，

- 2歳未満の小児の場合

は確かに頭蓋内血腫のリスクはあるものの，実際に頭部CTを撮影しようにも泣いて暴れて撮影できないことも多く，また放射線被爆の問題もあるので，症例ごとに判断するようにしています．

　さて，この女性の場合は，大丈夫そうではありましたが，「強い頭痛」があるので頭部CTを撮影しました．幸いなことに特に問題になるような所見もなく，また，骨折もなさそうでした．年齢も若い（60歳未満）ので，遅発性外傷性脳内血腫や慢性硬膜下血腫の発生する可能性も低そうです．

問題は顔面の擦過傷です．この女性は，
「顔の傷は残ってしまうんでしょうか」
と泣いていたのですが，私は
「そうならないように治療をするんです！」
とエラそうに答えて，本を広げました．『これからの創傷治療』[2]というタイトルです．
　この本は形成外科の先生が執筆したもので，外科の基本中の基本でありながら，これまで適当にしか教えられてこなかった「創傷治療」について，「正しく治療すればこんなに綺麗に治る」ということを述べたものです．確か，この先生のスローガンは「速い，綺麗，痛くない」というものだったように思います．本に出ている数多くのカラー写真は，擦過傷や褥創などが信じられないほど短期間に美しく治っていくことを示していました．私自身，創傷治療というのは，これまで適当にしかやってこず，それで問題もなかったのですが，疑問を感じていないわけではなかったのです．

　というのは，

- 擦過傷に対して消毒してガーゼを当てても，次の日に消毒するときにガーゼを剥がすと，再度，創部から出血してくる．毎日，出血させては消毒するのでは，まるでマッチポンプだ
- 子供の頃，転んで擦り傷や切り傷をしばしば経験したが，放っておいても勝手に治った．むしろ，消毒してガーゼを当てるより速く綺麗に治ったような気がする
- 手術部位感染予防のためのガイドライン[3]をみると，「一次的に閉鎖された術創については，術後24〜48時間は清潔状態で保護しろ」とある．ということは，術後48時間経てば保護する必要はないのか？

と，以前から考えていたからです．

　『これからの創傷治療』を読んでみると，

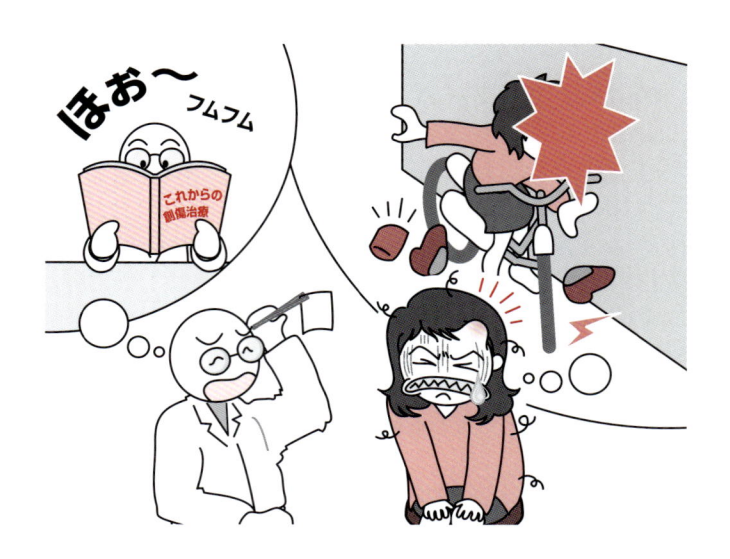

- 創部を消毒しても，細菌が死なないばかりか，人体細胞の方を傷害する
- 創部を乾かすと治らない．むしろ，閉鎖して適度な湿潤環境を維持することが不可欠である．これは創部からの侵出液の中に細胞成長因子が存在し，また湿潤環境の方が表皮細胞が周囲から遊走しやすいからである
- これまでの「消毒＋ガーゼ」による創傷治療法でも創部が治癒したのは，「治療」という名の傷害行為にもかかわらず，人体の方が頑張って自力で治ったにすぎない

というようなことが書かれていました．「面白いなあ」と思いながら，この本を読んでいたところに「自転車でゴチン」の顔面擦過傷の患者さんがやってきたというわけです．

調子乗りの私は，早速，本に書いてあることを試してみました．

① 水道水で湿らせたガーゼで創部を拭いて，砂などを取り去る

これだけで，黒っぽく汚かった傷が赤ピンクのような美しい傷に変わりました．

② 次に創部にカルトスタット®*1をのせてテガダーム®*2閉鎖する

受傷初日の創は侵出液が多いので，これをよく吸収するカルトスタット®がよいようです．院内の救命センターの方から5センチ角のものをもらってきて貼りつけました．カルトスタット®は熱傷の治療によく使うので，常時，救命センターに置いてあります．
　教科書を見ながら，デジタルカメラで創部を撮影し，一生懸命に治療したせいか，かの女性は何度もお礼を言いながら帰っていきました．

❖ 驚異の治癒力

　さて次の日，彼女は妹を伴って病院にやって来ました．やはりカルトスタット®はかなり湿っていましたが，テガダーム®で閉鎖していたせいか，侵出液が外に漏れるということもないようです．これらを取り除くと，驚くべきことに薄皮がはっており，小さい方の擦過傷については，もう何もしなくていいんじゃないか，と思うぐらい綺麗になっています．そこで大きい方の擦過傷については受傷2日目で侵出液もほとんどなさそうなので，デュオアクティブ®を貼ることにしました．
　教科書には「デュオアクティブ®*3は皮膚の色と変わらないので目立たなくてよい」と書いてあったのですが，救命センターからもらってきたものは3次救急仕様なのでしょうか，ヘビーデューティーの分厚いもので，顔面に貼ると目立たないどころか，いかにも「貼ってます」というみっともないものになってしまいました．家で取れてしまったら困るので，残りのデュオアクティブ®を渡して「もし取れてもたら，適当なサイズに切って，自分で貼っときなはれ」と言っておきました．
　受傷3日目となると大きい方の傷もほとんど目立たなくなり，どうやら何も貼る必要はなくなったようです．今さらながら，人間の皮膚の自然治癒力に驚かされました．

```
*1  カルトスタット®
     アルギン酸塩被覆材．「コンブからつくったガーゼ」
*2  テガダーム®
     ポリウレタンフィルム・ドレッシング材．
     「密封用透明フィルム」
*3  デュオアクティブ®
     ハイドロコロイド・ドレッシング材．「肌色のシール」
```

というわけで，「これからの創傷治療」を試してみた結果は「結構いけるやんか」という感触でした．自分こそが調子乗りだ，と思う人はどうぞやってみてください．何よりも，つまらない擦過傷の治療に気合いが入りますし，その熱意が通じるのか，患者さんにも感謝されるような気がします．

　最後に1句

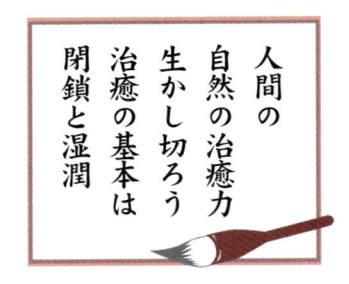

> 人間の
> 自然の治癒力
> 生かし切ろう
> 治癒の基本は
> 閉鎖と湿潤

＜参考文献＞

1) Haydel, M. J. et al.: Indications for computed tomography in patients with minor head injury. N. Engl. J. Med., 343 : 100-105, 2000
2) 夏井　睦：「これからの創傷治療」，医学書院，2003
3) Mangram, A. J. et al. : Guideline for Prevention of Surgical Site Infection, 1999. Centers for Disease Control and Prevention（CDC）Hospital Infection Control Practices Advisory Committee. Am. J. Infect. Control, 27 : 97-134, 1999

第1章 疾患のあれこれ　② 外傷・救急　迷走神経反射（ワゴトニー）

その9　患者は冷や汗，医者アブラ汗

中島「エエか．ワシらの仕事は思いがけんことも色々あるんや．重要なことはな，急変が起こったときの処置の仕方や」
レジ「はあ…」
中島「そういうときは，いくら人数がおっても烏合の衆になることが多いからな，まず誰かがリーダーとなって，他の人間に順番に仕事を割り当てていくのが大切や」
レジ「ええ」
中島「わかりやすく言うとな，子供が川で溺れとるとするやろ．そんなときに全員で川を指さしてワアワア叫ぶだけやったら何にもならへん．消防に連絡する者，応援を呼ぶ者，下流へ先回りする者．とにかく誰かが皆に仕事を与えていかなアカン」
レジ「なるほど」
中島「仕事を割り当てられた人間は，その仕事を確実にこなすことだけを考るんや．ときどき，1人で同時に2つの仕事をしようとしたり，2人で1つの仕事をしようとしているのを見かけるけどな，あれはアカン．この前の急変のときなんか1つのアンプルを3人がかりで開けようとしとったけど，あそこまで行ったら喜劇やで」
レジ「それもそうですね」
中島「そうは言っても何もできん奴もおる．そんな場合は，とりあえず記録を担当させることや」
レジ「……」

❖ いざ現実になると…

　何がキッカケか覚えていませんが，私が柄にもなくエラそうなことを言ったのは夏のある朝のことでした．しかし，こんな日に限って自分の言ったことを自分で実行させられるハメになってしまったのです．

レジ「先生，大変です！」

中島「ん？」
レジ「さっきアンギオ（血管造影）を終わって部屋に戻った〇〇さんに皮質盲のような症状が出ているんです」
中島「何やて？ すぐ行くわ」

　〇〇さんというのは，60歳ぐらいの女性です．MRIで未破裂脳動脈瘤が疑われたため，確認のための脳血管造影をしたのでした．血管造影自体は放射線科の先生と受け持ちのレジデントで施行し，何ごともなくスムーズに終わったので，私は医局に戻ったところだったのです．

中島「〇〇さん，私の顔がちゃんと見えますか？」
〇〇さん「ああ，先生．右半分がよく見えないんです」
中島「ええっ！ それは両目とも右半分が見えないんですか，それとも右目が見えないという意味なんですか」
〇〇さん「私，元々右目が悪かったものだから…」
中島「急に見えなくなったわけではないんですね？」
〇〇さん「何だか私…… 眠い……」

　4人部屋の他の患者さんたちの気配や，部屋の外から心配そうに覗き込んでいる御主人の視線を背中に感じてしまいます．

レジ「脳梗塞が起こったんでしょうか？」
中島「アンギオが終わったときは何ともなかったんやろ？」
レジ「部屋に帰ってくるまで何ともありませんでした．普通にしゃべっていましたし…」
中島「とにかく放射線科の××先生に連絡してMRIを頼んでくれ．それと部屋に戻ってくるときにラジカット®と低分子デキストラン®を持ってくるんや」
レジ「もし詰まっていたら溶かしにいきますか？」
中島「詰まったということが証明されてからやな」

　ただならない雰囲気とオロオロしている新人看護師の様子をみて，ようやく救急カートとともに何人かの看護師さんたちが集まってきました．
〇〇さん「先生，お腹が痛くなってきました」

中島「お腹？ お腹のどの辺が痛いんですか！」
〇〇さん「お臍の下の…」
中島「……（おいおい，腸間膜動脈血栓症か！ これはマズイぞ，救急部の先生に応援を頼んだ方がいいやろか）」
〇〇さん「胸が…，胸が苦しい！！」
中島「…胸…ですか（勘弁してくれよ，心筋梗塞か！ いや待て，肺塞栓かもしれんぞ，となると循環器内科になるんか？）」

聞いているこっちまで腹が痛くなったり胸が苦しくなってくるような〇〇さんの状態です．

中島「12誘導心電図と採血や．動脈血も採った方がええな！」
看護師A「先生，私が心電図をとりましょうか？」
中島「助かるわ！ ラジカット®と低分子デキストラン®をつないだら，△△先生は採血の方をやってくれ」
レジ「動脈血ですね！」
中島「そうや！ それと誰か酸素マスクの準備をしてくれ．コラコラ，2人も行かんでエエぞ，1人だけや」
レジ「採血できました．誰か検査室に持っていって！」
中島「三次救急セットと血液ガスやぞ！ △△先生，手が空いたらソルコーテフ®をショットでうってくれ！」
看護師B「サチュレーションつけます！」
中島「おお頼む！」
新人看護師「……」
中島「君の方は記録をしてくれ，起こったこととやったことを順番にメモしていくんや，何時何分という時間も一緒にやで！」

相変わらず新人看護師はオロオロしていただけなので，彼女にも仕事を振り分けました．

それにしても大変な事態です．いくら侵襲的手技といっても脳血管造影でショックやら急変やらではシャレになりません．ここではいかにも私がテキパキと指示を出したように美化して書きましたが，正直なところ，自分でも声がうわずっているのがわかるぐらい動揺していました．

第1章 ② 外傷・救急【迷走神経反射（ワゴトニー）】

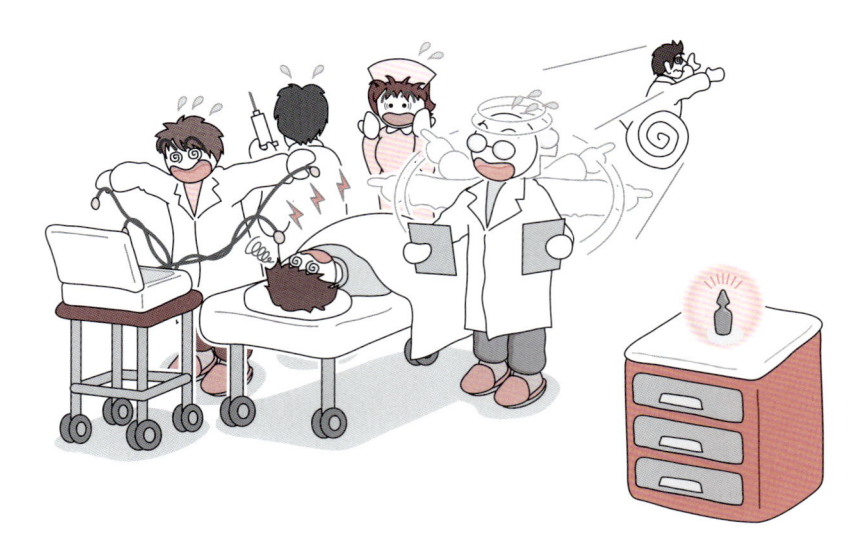

❖ 何を考え，どうすべきか

　　せっかくですから，ここまでのところで何を考えるべきか，どう対処すべきか，後でこっそり勉強したことも含めてまとめてみましょう．

＊＊＊

○○さんの症状：視力・視野障害，腹痛，胸痛

　　視力・視野障害から考えられることは，やはり脳梗塞でしょう．ラジカット®と低分子デキストラン®は脳梗塞の治療薬ですが，他の疾患であったとしても害はないので，脳梗塞を疑った時点で開始します．超早期に診断を確定しようとするとMRIが1番です．

＊

　　腹痛をきたす疾患はたくさんありますが，血管造影後ということから最初に考えるのは腸間膜動脈血栓症だと思います．実際，このパターンで亡くなった大会社の社長さんの話を本で読んだことがあります．血液ガスでアシドーシスが進行していくことと，血中のCPK（creatine phosphokinase：クレアチンホスホキナーゼ）の上昇があれば疑うべきでしょう．

＊

　　また，胸痛については生命を脅かすものとして5つの疾患（心筋梗塞，不安定狭心症，大動脈解離，肺塞栓，食道破裂）があると教科書「総合

診療Basic 20問」（医学書院）には書いてあります．血管造影の後ということを考えると，特に心筋梗塞と肺塞栓を重視するべきでしょう．

*

ただ肺塞栓に関しては

「血管造影後に止血のために大腿動脈を圧迫 → 同時に大腿静脈も圧迫される → 時間が経つにしたがって静脈内に血栓ができる → 数時間後に圧迫を解除 → その途端に静脈内の血栓が流れ出して肺動脈に詰まる → 胸痛と呼吸困難」

というメカニズムが典型的なので，少し状況が合っていないかな，という印象があります．血液検査では血栓形成の程度をDダイマーやFDPが示し，肺損傷の程度をLDHが示すと考えられます．また，血液ガスではPaO_2の低下が典型的な所見になるそうです．

*

胸痛に関しては心筋梗塞の方も見逃せません．心電図でのST-T変化の他に，CPK-MB，トロポニンT，H-FABP（human cardiac fatty acid-binding protein）などの心筋酵素が重要です．ただし，これらの酵素は発症後すぐには上昇しないのが難点なので，時間をおいて再検査しなくてはなりません．

*

その他に血管造影の際に使用した造影剤によるショックも考えておいた方がいいのかもしれません．検査後に帰室してから発症するというのは，造影剤ショックにしては遅すぎるような気がしますが，とりあえずソル・コーテフ®を使いました．

❖ 事態は一変！

以上のような断片的で脈絡のない知識が頭の中に浮かんでは消えながら処置をしていたのですが，看護師さんの次の一言で事態は一変してしまいました．

看護師B「先生，サチュレーションは99％あるんですが，脈拍が47です！」
中島「なに？ と，いうことは… ワゴトニー（迷走神経反射）か！ ホンマやったら超ラッキーやぞ！」

確かに心電図でもST-T変化はないかわりに，極端な洞性徐脈になっています．ワゴトニーなら硫酸アトロピン®で1発逆転勝ちです．

中島「硫アト（硫酸アトロピン®）1アンプル吸って，半分だけ静注や」
看護師A「硫アト半筒いきます」
中島「残りは捨てずに置いといてくれ．それと血圧測定も頼む！」

　一同の見守るなか，徐々に脈拍が増えてきて70回になりました．それとともに，心なしか〇〇さんの顔色がよくなってきました．

中島「〇〇さん，どうですか！　楽になりましたか？」
〇〇さん「ええ，少しは…」
中島「目もよく見えるし，腹痛も胸の苦しさもなくなってきましたよね？」
一同「……（えらい誘導尋問やがな）」

　というわけで，「念のために脳梗塞も否定しておこう」とMRI室に行くときには，皆，すっかり和やかな雰囲気になっていました．
　後で判明したところによると，血管造影の前投薬としていつも使っている硫酸アトロピン®の指示をレジデントが忘れていたようです．やれやれ．

　ホッとしたところで1句

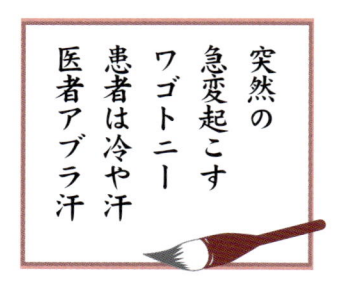

> 突然の
> 急変起こす
> ワゴトニー
> 患者は冷や汗
> 医者アブラ汗

第1章　疾患のあれこれ　③ 精神疾患・その他　　認知症

その1　周囲はオロオロ，本人平然

妻　「この間，イーちゃんが○○病院で長谷川式をやってもらったら8点だったらしいのよ」
中島　「は，8点てか！」
妻　「8点ってどのぐらい悪いの」
中島　「う～ん．『ウチのお婆ちゃんが最近ボケはじめました』といって来る人でも30点満点の20点前後や」
妻　「ええーっ，それでも20点？」
中島　「10点を切るっちゅうのは，ちょっと想像がつかんな」

　イーちゃんというのはわれわれ夫婦の叔父になります．田舎で暮らしていた叔母が突然に亡くなって初めて気がついたのが叔父の奇行でした．通夜の日に突然行方不明になる，四十九日に奇妙な格好で登場したと思ったら，焼香もしない，墓にも参らない，という一連の不可解な行動は「長谷川式痴呆スケールで8点」ということで見事に説明がつくものでした．
　というようなわけで，必要に迫られて認知症について勉強する羽目になってしまいました．これまで外来で
　「物覚えが悪くなったですって？　それは脳外科じゃないですよ，精神科に行ってください！」
と多くの高齢の患者さんを避けてきたツケが一気に回ってきたのかもしれません．とはいえ，勉強するとそれなりの成果はあるものです．

❖ 認知症とは記憶障害＋認知障害である

　患者さんが心配するのは「最近，物覚えが悪くなった．アルツハイマーじゃなかろうか」ということですが，記憶障害だけでは認知症とはいえません．これに失認，失行，失語などの認知障害が加わってはじめて「認知症」ということができます．以下にわかりやすい例をあげましょう．

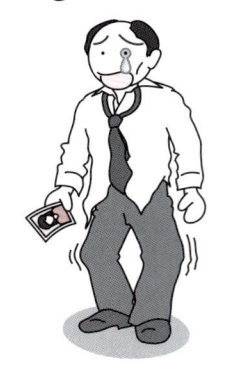

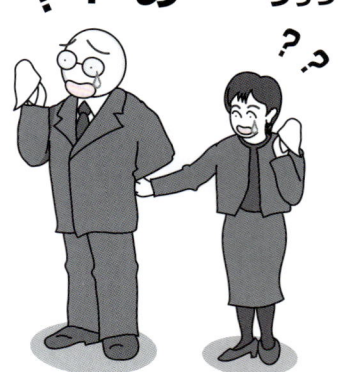

> 失認：家族の顔がわからない，家に帰る道に迷う
> 失行：家電製品を使えない，服を正しく着ることができない
> 失語：物の名前が出てこず「これ，あれ，それ」で済ます
> 実行機能障害：家事の段取りが悪い，趣味ができなくなる

ということで，単に「物覚えが悪い」というのは認知症ではありません．

❖ 認知症の記憶障害は高度かつ独特

　われわれでも眼鏡や財布をどこかに置き忘れて探し回るということはあると思います．高齢者になると年中探し物ばかりです．しかし，高齢者といえども財布をみつけたときに「あっ，そうか．ここに置いていたんだ！」と思うのが普通です．ところが認知症の人は自分が財布をそこに置いたことすら忘れてしまうので，「誰がこんな所に財布を持ってきたんや！」と怒り出してしまいます．ここがいわゆる「良性老人性物忘れ」と「認知症」との違いです．患者さんに説明するときにも，「物忘れ」には良性と悪性（＝認知症）がある，と言うとわかりやすいかもしれません．

❖ いわゆる4大認知症

　アルツハイマーと血管性認知症が圧倒的に多いのですが，その次に多

いのは前頭側頭型認知症（ピック病など），レビー小体型認知症という聞き慣れない疾患です．脳外科で認知症的な症状をみると，つい正常圧水頭症や脳腫瘍，慢性硬膜下血腫などを考えてしまいがちですが，全体からみるとこれらの疾患はごくわずかのようです．

中核症状と辺縁症状

単に「物覚えが悪くて計算ができない」というだけなら，わが家の犬ちゃん猫ちゃんも同じです．でも彼らが家族の一員として仲良く暮らしているのに，認知症の患者さんが何かと問題を起こすのは，記憶力や計算力が悪いからではなく，いろいろな問題行動があるからです．記憶障害と認知障害を中核症状と呼ぶのに対し，問題となるような精神症状や行動障害はまとめて辺縁症状，あるいはBPSD（behavioral and psychological symptoms of dementia）と呼ばれます．いろいろな妄想，徘徊，暴力行為などによって家族を困らせるわけです．

面白いことに辺縁症状は認知症のタイプによって特徴が違っています．

> アルツハイマー型認知症：誰かが金品を盗んでいる（物盗られ妄想），招かざる客が家にいる（だれかいる妄想），夕方になると「それじゃ帰ります」と言って出かけてしまう（夕暮れ症候群）
> 前頭側頭型認知症：ときに数十kmにおよぶ常同的周遊（常同行動），同じ物を食べる（食行動異常），賽銭泥棒や万引（軽犯罪）
> レビー小体型認知症：色彩を伴う鮮明な人・小動物・虫などが出現（幻視），「人が入れ替わっている」「私の家でない」（誤認妄想）

血管性認知症の場合は，障害を受ける部位が人によって違うので，1つにまとめるのは難しいですが，「物忘れが激しいわりには人格の変化はなく，日常的な判断はでき，専門に関する知識は保たれる（まだら痴呆）」とされています．

記憶障害や認知障害よりも，これらのさまざまな辺縁症状の方が介護に大きな影響を与えるので，何とか対処していかなくてはなりません．認知症に効果があるとされるアリセプト®の他に，向精神薬，抗うつ薬，漢方など，いろいろなものが試みられているようです．

周囲が気づくきっかけは？

自分の身内が認知症になってみると，同僚医師にも同じような経験を

した人が意外に多いのに気づかされます．特に，認知症初期の徴候がどのようなものだったかというのがリアルで面白いので，以下に列挙しましょう．笑いごとではすまないんですけどね．

- 料理の段取りが悪くなり，2時間も3時間もかかるようになった
- 銀行のATMを使えなくなり，現金の引き出しや振り込みを間違えるようになった
- カードでの支払いや小銭での支払いができなくなり，いつも万札を10枚ずつ輪ゴムでとめて持ち歩くようになった
- 人に勧められるまま数百万円の高価な買物をするようになった

その他に教科書に出ているものとして，「電話を受けることは可能だが自分でかけることができない」「駅の自動販売機で切符を買って目的地に行くことができない」「家庭用器具が使えない」などがあげられています．

さて，認知症といえば成年後見制度です．新聞やテレビで見る「リフォーム詐欺」のニュースを見るまでもなく，同僚との認知症談義にも成年後見制度の話は頻繁に出てきます．私自身，患者さんの求めに応じて成年後見制度の診断書や鑑定書を書くこともありますが，まさか自分が当事者になるとは思いもしませんでした．次項はイーちゃんを巡る成年後見制度のドタバタを披露しましょう．

とりあえず1句

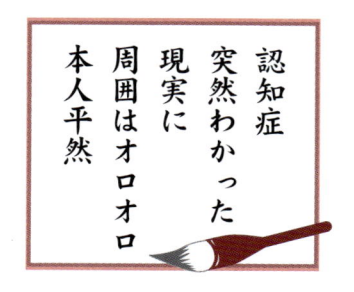

> 認知症
> 突然わかった
> 現実に
> 周囲はオロオロ
> 本人平然

<参考文献>
1) アルツハイマー型痴呆の診断・治療と患者・家族を考える．老年精神医学雑誌，15（増刊号），ワールドプランニング，2004

第1章 疾患のあれこれ　③ 精神疾患・その他　　　認知症

その2　延々つづく想定外

　前回は叔父が知らない間に認知症になっていた，という話をしました．今回は認知症を巡る周囲のドタバタです．

　院内の同僚医師に尋ねてみると，身内が認知症になって苦労した，という話は意外にたくさんありました．1例をあげると…

　某先生の場合，お父さんが亡くなった途端，お母さんがいろいろと買い物をするようになりました．実家に帰るたびに目に見えて服が増えていったそうです．最初のうちは
　「今までお金にうるさいお父さんがいたけど，死んでしまったのでホッ
　　として，お母さんも自分のために買い物をするようになったのだろう」
と好意的に考えていました．
　しかし，実家の部屋は似たような色，似たような形の服でどんどん埋めつくされていきます．遠くに住んでいる知人とかいう人が毎月のようにダンボール箱に入れて服を送ってくるからです．当然，タダではなく，結構な金額の請求書も一緒に送られてきます．お母さんはいつの間にか記憶力が低下しており，どの服を買って何を支払ったのかがさっぱりわからず，それでも「お金を払わなくては！」ということだけは強迫的に思っていました．最初は貯金をおろし，次にはもっていた株をどんどん売って，ついには合計1億円も支払うハメになってしまいました．

中島「1億円払ったってことは，それだけもっていたってことなんですね！」
某先生「冗談やないで，まったく！　足りない分はワシら子供が負担したんや．このときばかりは兄弟の数が多くてよかったと思ったわ，ホンマ」
中島「これはどうも失礼しました」

　もちろん，永久に支払いを続けるわけにはいかないので，知り合いの医師に頼んで成年後見用診断書を書いてもらい，弁護士を雇って成年

後見の手続きをとったそうです．つまり「本人が勝手に行った5万円以上の買い物は無効」というヤツです．

それでも恐怖のダンボール箱と数百万円の請求書は次々とやって来ました．当然のことながら，その後の支払いは拒否したのですが，怒った相手は裁判所に訴えてきたのだそうです．職業詐欺師のくせに成年後見制度のことを知らないとは，あきれた話ですね．

というわけで認知症といえば，成年後見制度です．私たちも叔父のなけなしの財産を守るために，早速，成年後見制度を利用することにしました．私自身，医師として成年後見の診断書や鑑定書などを書いたことはありますが，自分が申請する側になるのは初めてです．

読者の皆さんも医師として，あるいは認知症患者の身内として，これからかかわることもあるかと思いますので，私たちの経験したことを紹介しましょう．

❖ 1．医師に成年後見用診断書を作成してもらう

この診断書はA4で1枚の簡単なもので，医師であれば特に専門的知識がなくても作成することは可能だと思います．叔父の場合，認知症とともに巨大な胃潰瘍をつくって入院していたので，そのときの担当医にお願いしました．

診断書のなかでは

- □ 自己の財産を管理・処分することができない
- □ 自己の財産を管理・処分するには，常に援助が必要である
- □ 自己の財産を管理・処分するには，援助が必要な場合がある
- □ 自己の財産を単独で管理・処分することができる

という4つの項目から1つをチェックします．上から3つが，順に「後見」「保佐」「補助」というカテゴリーに相当し，最後のものは正常と判断されます．

「後見」「保佐」「補助」の3つの違いは

> 後見：事理弁識能力を欠く．援助者である成年後見人は，日常生活以外の行為について同意権と取消権をもち，すべての財産的法律行為について代理権をもつ
> 保佐：事理弁識能力が著しく不十分．援助者である保佐人は，民法12条1項に定める重要な行為について同意権と取消権をもち，特定の法律行為について代理権をもつ
> 補助：事理弁識能力が不十分．援助者である補助人は，特定の法律行為について同意権，取消権，代理権をもつ

となります．何のことやら，さっぱりわかりませんね．

これらを簡単にいうと，「後見」というのは昔の禁治産宣告に相当し，完全に判断力をなくしてしまった人に代わって，選任された成年後見人が全面的に財産の管理や法律的な判断を行うということです．さらに本人がした高額な買い物などの行為は後で取り消すことができます．

「保佐」は昔の準禁治産宣告で，本人が民法12条1項にあげられた重要な行為（金銭の借入・保証，不動産や重要な財産の管理，訴訟行為，相続や遺産分割，新築・改築・増築・大修繕，長期の賃貸借契約など）をするには保佐人の同意が必要となり，同意を得ていない行為については保佐人が取り消すことができます．ただし，日常的な食費や衣料費などは保佐人の同意を必要としません．

「補助」というのは成年後見制度が改正されて新たにできたカテゴリーで，障害が軽度の人を対象にしています．「不動産の売買などのような行為を1人でできるかもしれないが，誰かの援助があった方がよかろう」という程度の人です．補助人は同意権・取消権や代理権のなかで，本人の状況に応じて必要なものが与えられます．

「後見」「保佐」「補助」と3つを並べてみると，前にいくほど援助者の権限が大きくなり，本人が自分で判断する部分が小さくなります．当然，前にいくほど手続きも複雑になるわけです．

叔父は見た目には全く正常で，数十年住んでいた自分の家にいるかぎり，何とかやっていけるので，「補助ぐらいでエエやろ」と補助開始申立てを行うことにしました．もちろん，「補助」であれば医師の詳しい鑑定書も不要で手続きが簡単そうだったということ，叔父の生活がうまくいくように手配する「身上配慮義務」の負担も軽いであろう，と思ったこともあります．

2．家庭裁判所に書類を提出する

　「補助開始申立書」という書類に「申立ての趣旨」「申立ての実情」を記入して家庭裁判所に提出します．すなわち，本人の病状（軽い知的障害あるいは脳出血で意識不明など），財産の状態（土地○○坪，貯金○○万円など），困っていること（勧められるままに高価な買い物をした，貯金から××万円が引き出されているが本人に記憶がない），どういう形で成年後見制度を利用したいか，などを要領よくまとめて記入し，家庭裁判所に提出します．

　この件で依頼した弁護士さんが「私も成年後見制度を扱うのは初めてですが，この機会に勉強します」と，ヤル気をみせてくれたのですが，結局，あれこれ調べて数多くの不慣れな書類を作成したのは私たち夫婦の方でした．

3．家庭裁判所調査官との面会

　本人の意向を確認し，申立人や親族から状況を聴く，という目的で家庭裁判所調査官との面会があります．叔父と私たち夫婦，弁護士さんの4人で乗り込むことになりました．

　裁判所への道中で，弁護士さんに「直前になってお尋ねするのもナンですが，『長谷川式痴呆スケール』というのは，どういったものですか？」と質問されてしまいました．「この人で大丈夫やろか？」といささか不安になりつつも，失礼にならないよう「これは記憶力とか計算力を調べて30点満点で本人の知能をみる検査ですよ．『最近，ウチのおじいちゃんの行動がヘンになってしまって…』と家族に病院に連れてこられる人で20点台の前半ぐらいですね」と説明しておきました．

　裁判所なる建物に入ったのは初めてなので緊張しましたが，職員はみな丁寧で，担当の若い女性調査官も偉そうな態度は全くありません．「それでは次は○○についてお訊きしたいと思いますが，よろしいでしょうか？」というフレーズを多用するところなどは，何か面接法の訓練を受けてきたのか，と思うぐらいでした．

　この調査官にも長谷川式痴呆スケールを知っておいてもらわなくては，と思った私が「このテストは記憶力とか計算力を調べて30点満点で…」と説明すると，「裁判所が『補助』と判断するのは大体20点前後

で，今回の8点という成績では『後見』に相当するのではないかと思います」といきなり核心をつかれてしまいました．付け焼き刃の弁護士さんとはエライ違いです．

そして現在に至る

　結局，長谷川式8点の叔父は調査官の面会でもトンチンカンな受け答えに終止し，どう考えても「補助」ではなく「後見」相当だということになってしまいました．

　というわけで，叔父の主治医に改めて鑑定書の作成を依頼しました．これはA4で4〜5枚にもなる，結構面倒くさい書類です．あわせて長谷川式痴呆スケールの方ももう1度やってみようということになりました．前回は体調不良で点数が悪かったのかもしれず，叔父の名誉回復のチャンスでもあります．

　かくして胃潰瘍を治して万全の体調で長谷川式痴呆スケールに再挑戦した叔父だったのですが，結果はなんと5点！　あまりの悪さに関係者一同，腰が抜けてしまいました．

　　最後に1句

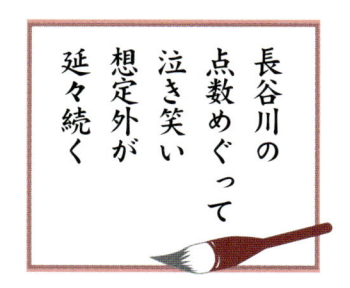

> 長谷川の
> 点数めぐって
> 泣き笑い
> 想定外が
> 延々続く

<参考文献>
額田洋一：「こうして使おう新成年後見制度」，税務経理協会，2001

第1章　疾患のあれこれ　③ 精神疾患・その他　　入院のリスク

その3　入院自体が大きなリスク

　ある日の早朝，エレベーターの中．
師長「あら中島先生，昨日は当直だったんですか？」
中島「今，出勤して来たとこですよ」
師長「ずいぶん，早いんですねえ」
中島「研修医レクチャーに出るためですよ．と言っても講義する側じゃなくて聴く側なんですけどね」
師長「研修医レクチャー？」
中島「毎週，朝7時半から『胸痛』とか『エイズ』とか，いろんなテーマで研修医向けの講義がされているんです」
師長「はあ」
中島「ちょうど老後の趣味にぴったりですわ．はっはっは」
師長「・・・」

　どのような病院でもこのテの研修医向けの定期的な講義は存在していることと思います．もちろん，対象が研修医であっても，指導医やコメディカルが出席するのは自由です．といっても私自身はこれまでほとんど出席することもありませんでした．ところが，ある日，同僚の1人が
「あの研修医レクチャーに1年間全部出席したらメチャクチャ偉くなれるで」
と言っているのを聞き，それなら出てみようと早朝講義に出ることにしたのです．
　実際のところ，何か決まったテーマについてまとまった話を聴く機会は，ありそうでないものの1つです．講師の先生も話を効率よくまとめてきており，「どんな基本的な質問でも受けつけまっせ」という姿勢で講義に臨んでくれます．毎週何か1つは知識が増えるので，こちらもいい気分です．

❖ 目からウロコのひとこと

　さて，その日の講義は「せん妄」でした．研修医レクチャーの性格

上，「世にも珍しいナントカ病の1例」という講義でなく，誰もが困らされる「せん妄」というものがテーマとしてとりあげられているのがミソです．

御存知のように「せん妄」というのは，

> 1．普通の高齢者が何かの疾患で入院したところ
> 2．夜になって不穏状態になり，ベッドの横に仁王立ち
> 3．自分で点滴を抜いて病衣は血まみれ
> 4．「今すぐ家に帰る！」「家内をよんでくれ！」と言い出し
> 5．夜勤の看護師さんが「病気の治療のために入院してもらっているのですからね，おとなしく寝ていてくださいね」といくら説明しても理解してもらえず
> 6．ついに堪忍袋の緒が切れた夜勤看護師が夜中に家人や受持ち医を呼び出し
> 7．皆で一生懸命に説得しても○○さんは納得してくれず
> 8．しまいに力づくでベッドに抑制して鎮静薬を注射し
> 9．次の日，○○さんは自分が暴れたことは何も覚えていない普通のお爺ちゃん

というのが典型的なパターンです．

「○○さんを何とかしてくださいっ！」と言って看護師さんに怒り飛ばされた受持ち医が御家族に「何とかしてもらえないですかねえ」と懇願し，ご家族は○○さん本人に「先生や看護師さんの言うとおりにせなアカンで」とコンコンと説教するのですが・・・夜になると「家に帰る」「家内をよべ！」のくり返しになってしまいます．10年1日のごとく続けられている「せん妄」との戦いですが，指導医が教えてくれることといえば「鎮静薬は××より△△の方がよく効くで」とか，「チャンピオンベルト型の抑制帯がエエぞ」とか，小手先の技術ばかりです．

この日の研修医レクチャーを担当したのは精神科医だったので，さすがに小手先の技術が並べられることはなかったのですが，代わりに並べられたのは難解な精神科専門用語です．「意識の変容がどうのこうの」と言われて，ついコチラもウツラウツラしてしまったところで，目からウロコのひとことが聞こえてきました．

「要するに入院そのものが『せん妄』のリスクっちゅうことですわ」

なるほど，そのとおりです．たとえば，誰でも経験することとして，

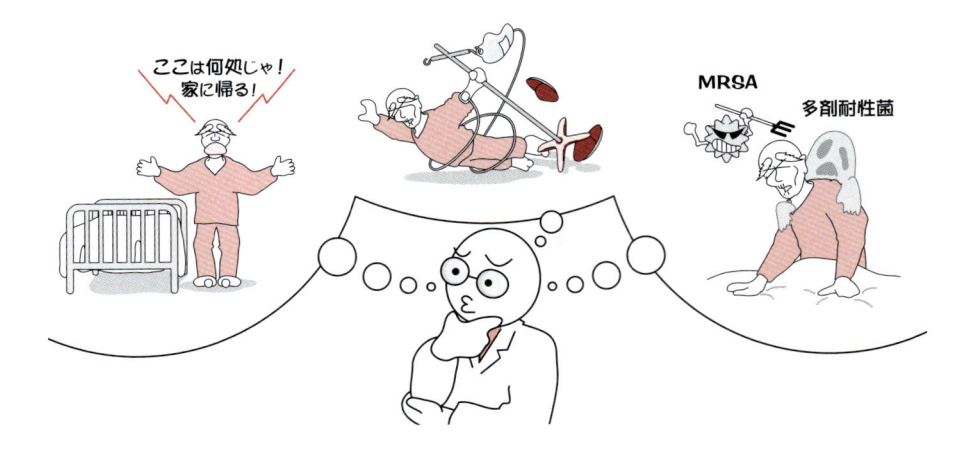

ふと目が覚めて「ここはどこ，私は誰？」とキョロキョロしていたら医局のソファの上での居眠りだった，ということがあると思います．居眠りしていたのが勝手知ったる昼間の職場であればこそ失見当識状態からの立ち直りも早いのですが，見知らぬ病院の見知らぬ部屋で夜中に目覚めた年寄り，ともなると「ここはどこ，私は誰？」がずっと続いても不思議はありません．まさしく「入院そのものがリスク」というわけです．

❖ 他にもある入院のリスク

考えてみれば，「せん妄」に限らず，「入院そのものがリスク」という状況は結構多いのではないかと思います．すぐに思いつくものに「入院中の転倒・転落」ということがあります．思いつくままにあげても，

- 自宅では畳に布団を敷いて寝る生活，病院ではベッドで寝る生活
- 自宅では裸足で歩く，病院では靴やスリッパで歩く
- 自宅では身体に何もついていないが，病院で歩くときには持続点滴やドレーン類がからまる
- 夜中に起きて用を足すときに，自宅では間取りがわかっているが，病院ではトイレの位置がわからず迷う
- 万一，転倒したときも，自宅なら畳の上，病院ではリノリウムの固い床

など，自宅に比べると病院では転倒・転落に不利なことばかりです．ですから「ウチのお婆ちゃんは病気を治すために入院したのに，病院の中

で転んで骨折してしまった．いったい，オタクの管理はどうなってるんだ！」ということをよく言われるのですが，先の精神科医の言葉を借用して

　「要するに入院そのものが『転倒・転落』のリスクっちゅうことですな」
と言えばいいのかもしれません．

　また，感染についても同じようなことが言えると思います．つまり，

- 自宅と違って，病室では自分の好きなように温度や湿度の調節をやりにくい
- 総室での集団生活では患者同士で感染をやりとりしてしまう
- 日々新たな肺炎患者，不明熱患者，敗血症患者などが入院してくる
- お見舞いの人や医療従事者の出入りが多い
- 院外には単純な病原体しか存在しないが，院内にはMRSAや多剤耐性菌などが巣くっている
- その証拠に，市中肺炎に比べて院内肺炎の方がはるかに難治性である

ということは「ウチの父は入院してから急に高熱が出始めたけど，これは院内感染じゃないんですか！」と言われた場合，先の精神科医の言葉を借りれば

　「要するに入院そのものが『感染』のリスクなんですよ」
ということになります．

　ただ，ことが起こってしまってからでは，いくら筋道を立てて説明しても言い訳にしか聞こえませんので，できれば入院決定のときに，「『せん妄』『転倒・転落』『感染』についてのリスクが自宅よりも高くなりますよ」ということをひとこと言っておくべきなのかもしれませんね．

　最後に1句

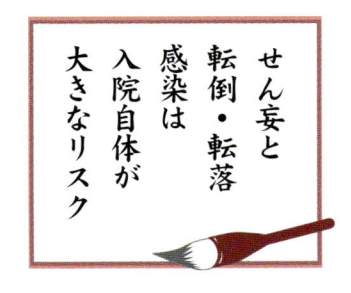

> せん妄と
> 転倒・転落
> 感染は
> 入院自体が
> 大きなリスク

第1章 疾患のあれこれ ③ 精神疾患・その他　　誤嚥性肺炎

その4　言い負かされて，後でコソ勉

　休日の午前10時．日直のために出勤した私に引き継ぎをしたのは前夜の当直の神経内科レジデントでした．

レジ「やあ，中島先生．御苦労様です」
中島「先生こそ御苦労さん．ところで入院か何かあったかな？」
レジ「ああ，1人ありましたよ．ウチの外来でずっとみているパーキンソンの患者さんが誤嚥性肺炎を起こしたみたいですね」
中島「それで？」
レジ「でもいいんです．83歳だし，ADLも悪いし…．部長が外来でみている人なんで一応入院させておいた方がいいかな，と思いまして」
中島「『一応』って．まさか先生，本人や御家族の前でそんなこと言わなかったやろな」
レジ「あれっ，言ったらまずかったですか？」
中島「あのなあ！」

❖ 説教その1

中島「高齢だとか，ADLが悪いとかで，先生があまりヤル気にならないのはわからんでもないけどな．口に出したらアカンがな．自分のなかにそういう気持ちがあると思ったときこそ，意識して3割増しぐらいに親切にしてちょうどエエんや」
レジ「でも，もともと自宅でも全然ダメだったみたいですよ」
中島「何言うとんねん．『それは大変だったですねえ』とか『さぞかし心配されたでしょう』とか，口に出して練習してみい！」（怒）

❖ 説教その2…その3？？

レジ「ところで中島先生．僕は11時に約束があるんで，これで失礼させてもらっていいですか？」
中島「なにぃ，11時に約束やと？」

レジ　「あと，よろしくお願いしますね」
中島　「ちょっと，それはないやろ．当直は次に仕事を渡して終わりとは違うで．特に当直明けが休日やったら，夕方までつぶれるのが普通やろ」（泣）
レジ　「若者はいろいろと忙しいんですよ」

中島　「ところで抗生物質は何を使っとるんや」
レジ　「ああ，セファメジン®ですよ」
中島　「セファメジン®って．そんな芸のないことでエエんか？ 先生，前に自分が肺炎にかかって入院してから，急に肺炎博士になっとったやんか」
レジ　「何を言ってるんですか．先生こそ誤嚥性肺炎の専門家のはずでしょう．脳外科の患者さんがしょっちゅう肺炎を起こして来てるじゃないですか！」
中島　「…うぬぬ」

　神経内科のレジデントにみごとにやり込められて「説教その3」は不発に終わってしまいました．たしかに脳外科の通院患者さんは誤嚥性肺炎によくなります．ですからわれわれ脳外科医は誤嚥性肺炎についてもよく知っているのが当然かもしれません．でも，これまでまじめに勉強してきたかと聞かれると，困ってしまうんですね．ということで，日直の時間を利用して誤嚥性肺炎について調べることにしました．コソコソ勉強したせいか，それなりの成果をあげることができました．「教科書[1, 2]の受け売りやないか」と言わず，聞いてやってください．

❖ コソ勉の成果：誤嚥性肺炎とは？

● 成果その1：誤嚥性肺炎の概念は複数ある
　　・Mendelson症候群　　　　　（胃液の吸引）
　　・その他　　　　　　　　　　（少量反復吸引）
　　Mendelson症候群は挿管のときに誤嚥させてしまったなど，特殊な状況です．通常は知らないうちに少しずつ起こった誤嚥を考えます．

● 成果その2：なぜ高齢者に誤嚥性肺炎が多いのか
　　・義歯
　　・咳嗽反射の低下

・脳血管障害による仮性球麻痺，意識障害，寝たきり状態
・免疫能の低下

　これらの項目を見ただけで，口腔内で培養された細菌がどんどん肺に吸い込まれて繁殖していくありさまが目に浮かぶようですね．

● 成果その3：誤嚥性肺炎のリスクファクター
・脳血管障害
・Parkinson病
・経鼻胃管，気管挿管，気管切開
・ステロイド使用，糖尿病など

　なるほど神経内科医と脳外科医が罵り合う条件は十分に揃っています．

● 成果その4：高齢者誤嚥性肺炎の症状
・silent aspiration（不顕性誤嚥）が多い
・38℃以上の発熱
・全身状態の悪化（食思不振，全身倦怠，意識障害）

　これといった誤嚥のエピソードもなく，肺炎らしい症状がなくても要注意．

● 成果その5：高齢者誤嚥性肺炎の検査所見
・白血球増加，CRP上昇
・胸部X線で浸潤影
・低酸素血症
・ときに低アルブミン血症，BUN上昇，低ナトリウム血症

　胸部X線の浸潤影はS2（後-上葉区），S6（上-下葉区），S10（後肺底区）など，背面にあたる部分に多いということです．胸部CTで見た方がわかりやすいのかもしれません．

　ということで，何となく誤嚥性肺炎についてのイメージがつかめました．要するに「高齢者」「脳血管障害の既往」「発熱」などのキーワードがいくつかあれば，それだけで誤嚥性肺炎を鑑別疾患としてあげるべきなんですね．

❖ 起炎菌は？

　さて，治療に入る前に，誤嚥性肺炎の起炎菌としてどのようなものが多いのかを知る必要があります．

❶ 市中肺炎の場合，まず最初に口腔内嫌気性菌を誤嚥性肺炎の起菌として考える

あまり聞き慣れない細菌名ですが，ペプトストレプトコッカス，フゾバクテリウム，プレボテラをもって3大起炎菌と言うそうです．ちなみにこれらはすべてグラム陽性球菌です．

❷ 次に多いものとして，市中肺炎の常連である肺炎球菌やインフルエンザ桿菌をリストに加える
❸ 院内肺炎や最近の入院歴がある場合は，上記に加えて院内細菌叢を加える．院内細菌叢は病院によって違うが，おおむねクレブシエラやエンテロバクターなどが加えられるべきである
❹ 最近抗生物質を使用した場合には，緑膿菌をリストに加える
❺ 重症の場合にはレジオネラの可能性も考える
❻ MRSAは起炎菌になりうるが，最初はリストから外しておく

市中肺炎より院内肺炎の方が手強く，抗生物質使用後にこじらせると治療がどんどん難しくなっていくというイメージでしょうか．

❖ 治療は？

さて，治療にあたっていろいろな教科書でくり返し強調されているのは以下の2点になります．
・起炎菌を絞り込め
・体内の正常細菌叢を乱さない狭域抗生物質を用いろ．安価ならなおよい

ということで，まず抗生物質投与前に血液培養と喀痰の検体を採取しておきましょう．最近は尿中肺炎球菌抗原迅速検査という便利なものがあるそうですが，私はまだ未経験です．
そして…

❶ **達人レベル**：自分で喀痰のグラム染色を行って起炎菌を判断し，抗生物質を決定する
❷ **秀才レベル**：ガイドラインや教科書を参考にしてエンピリック（経験的）に抗生物質を使用し，治療効果や細菌培養の結果をみて抗生物質を見直す．

【市中肺炎】
　→［案1］注射用ペニシリンGカリウム® 200万単位×4～6回/日

［案2］ビクシリン®　　　1 g×4回/日
　　　［案3］ダラシンS®　　　600 mg×3回/日
【院内肺炎】
・抗生物質の使用歴なく緑膿菌の可能性が少ない
　→ユナシンS®　　　　　　1.5 g×4回/日
・抗生物質の使用歴あり緑膿菌の可能性がある
　→モダシン®　　　　　　　1 g×3回/日
　　＋ダラシンS®　　　　　600 mg×3回/日
嫌気性菌にダラシンS®を効かせるというのがポイントのようです．

> ❸ **赤点レベル**：何も考えずにセファメジン®またはパンスポリン®を使用する．これらは嫌気性菌に無効なので誤嚥性肺炎に使用してはならないとされています[1]．
>
> ❹ **反則レベル**：「今の自分さえよければそれでいい」と，いきなりカルバペネムやニューキノロンに走る．耐性化を防ぐため，乱用を避けるべきですね．

というわけで最後に1句

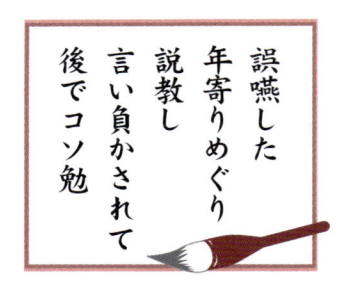

> 誤嚥した
> 年寄りめぐり
> 説教し
> 言い負かされて
> 後でコソ勉

<参考文献>
1）藤本卓司：「感染症レジデントマニュアル」，医学書院，2004
　↑細菌と抗生物質に対する限りない愛情にあふれた名著です．今回は主としてこのマニュアルに出ている診断と治療法を紹介させていただきました．
2）「抗菌薬の選び方と使い方」（木村　哲，小林芳夫 編），羊土社，2001
　↑この先生たちも愛情一杯です．

第1章　疾患のあれこれ　③ 精神疾患・その他

HIV陽性症例手術

その5　HIVがやってきた

　ある日，知り合いの脳外科の○○先生から突然の電話がありました．慢性硬膜下血腫の手術をしてくれ，というのです．

中島「そんなもん，先生が手術してあげたらエエやないですか」
○○先生「実はなあ，この患者さんがHIVなんや」
中島「ほお」
○○先生「元々血友病があってな，小児科の××先生が大人になってもずっと診とったんやけどな，ちょうど××先生が出張でおらへんねん」
中島「はあ」
○○先生「センセとこ，エイズの拠点病院やろ？　せやから副院長の決断でそっちで手術してもらうことにしたんや」
中島「ええっ？『副院長の決断で手術してもらうことにした』って…何だかロジックが無茶苦茶みたいな気がするんですけど」
○○先生「宇宙服みたいなん着て手術するんやろ，気イつけてやってね．3時頃そっちに到着するはずやから，よろしく！」

　この○○先生は手術の大好きな先生で，何ごとも手術で決着をつけようとするので有名な人なのですが，その○○先生が送ってくるというのは，余程HIVを恐れていたに違いありません．とはいえ，私もHIVについては何も知りませんでした．

　そこで，患者さんが到着するまでの間，慌てていろいろな人に電話をかけまくって知識を仕入れました．教えてもらう相手がいくらでもいるという点は，確かにエイズブロック拠点病院の強みかもしれません．

　多くの人を電話で煩わせた結果，**HIV陽性症例手術のポイントは無限にあるわけではない**，ということがわかりました．皆さんも突然，HIV陽性の患者さんを手術することになるかもしれませんので，今回の私の経験を参考にしていただければ幸いです．

まず，基本的知識として「HIV陽性」と「エイズ」の違いを知っておく必要があります．これらは全く同一のものというわけではありません．医師のなかにも区別のできていない人もおられると思いますので，改めて知識を確認しておきましょう．

「HIV陽性」というのはHIVというウイルスに感染した状態であり，まだ免疫不全状態になっているわけではありません．これが**発症して免疫不全になったときに，初めて「エイズ」という疾患名がつけられ**，ニューモシスチス肺炎やカポジ肉腫などの脅威にさらされるのです．ちょうどB型やC型肝炎におけるキャリアと肝炎との関係と考えるとわかりやすいかと思います．

次に手術するにあたっての注意点です．単に手術するだけであれば「HIV陽性」と「エイズ」とで扱いが違ってくるわけではないので，ここでは区別せず説明します．

手術において大切なことは

① 患者を守る
② 自分を守る

という2点に集約されると思います．まず最初に①について述べましょう．

ポイント1：血友病か否かを確認せよ

血友病の患者さんすべてがHIV陽性というわけではありませんし，HIV陽性の患者さんすべてが血友病というわけではないのは当然のことです．しかし，手術を前提とした場合，「HIVとの戦いは血友病との戦いである」といっても過言ではありません．外科医にとって何が恐ろしいといって「手術中に血が止まらない」ぐらいの恐怖はないといえましょう．肝機能障害，抗血小板薬/抗凝固薬服用，急性前骨髄性白血病，線溶機能亢進など，世の中には血の止まらない病態はいろいろありますが，それらのなかでも血友病は最も手強い相手です．

この恐ろしい血友病に比べれば，同性間性交や汚染注射針の使い回しなどによるHIV感染は，こと手術に限れば何も恐くありません．

❖ ポイント2：血友病の場合，使用血液製剤を確認せよ

　御存知のように血友病のほとんどは第8因子欠損型（血友病A型）か第9因子欠損型（血友病B型）になります．当院の場合，前者であればクロスエイトM®かリコネイト®，後者であればノバクトM®を用いて，凝固因子を補充します．患者さんは普段，これらの製剤を自分でもち，必要に応じて自己注射を行っているのです．もちろん，消化管出血とか頭蓋内出血などが発症し，患者さんが自分で注射できないときは，出血を疑った段階で一刻も早くこちらが静注してあげなくてはなりません．量の目安としては，とりあえず成人で第8因子が1,000単位，第9因子が2,000単位といわれています．

　とはいえ，心理的プレッシャーのかかる場面で，どの製剤を何単位使用すべし，ということを判断するのは容易ではありません．そこで，裏技として「何を何単位使ったらいいのか？」と患者さん本人に尋ねるという方法があります．自分の体調は自分が1番よく知っているということですね．

　また，大きい手術が必要な場合には第8因子で3,000単位，第9因子で6,000単位が目安です．もちろん出血の状況に応じてどんどん凝固因子製剤を追加していかなくてはなりません．

❖ ポイント3：使用血液製剤だけでなく，インヒビターの有無を確認せよ

　「血友病の患者さんが…」と話を切り出した場合，必ず尋ねられるのがインヒビターの有無です．何かの拍子に凝固因子に対する自己抗体を獲得してしまった人（後天性血友病）や長年使用してきた凝固因子製剤に抗体ができてしまった人などは血液製剤の効きが悪くなっています．これをインヒビターと呼ぶのですが，その場合は，通常よりも多い量を使用したり，特殊な製剤を使用しなくてはなりません．このようなときは専門家の知恵を借りましょう．もちろん「インヒビターの有無」で，こちらの心の準備も違ってこようというものです．

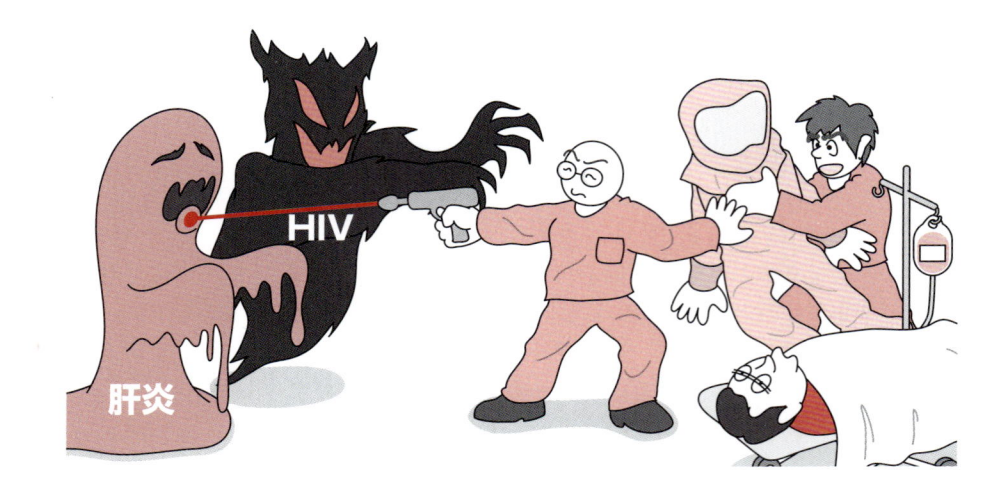

ポイント4：止血凝固機能はAPTTで評価せよ

血液製剤を補充した後は，手術が可能か否かを判断するために，止血凝固機能の確認が必要になります．ついAPTTだPTだACTだ，と混乱しそうになりますが，この機会によく整理しておきましょう．

- **APTT**（activated partial thromboplastin time）：第8因子，第9因子の欠乏状態はAPTTで評価します．手術をしなくてはならない場合には，30秒台にコントロールするのが理想です．そして十分に止血凝固機能が回復してから手術を開始した方が，見込み発進して出血が止まらなくなってからあわてて血液製剤を追加するよりも無難だと思います．もちろん，超緊急であればAPTTが40秒以上でも手術に踏み切ることもあると思います．

- **PT**（prothrombin time）：ワーファリン®の効果を評価するのがPTです．実際にはPT-INR（international normalized ratio）に換算された数字を使用することが多いと思います．ワーファリン®をリバースしなくてはならないときにはビタミンKか新鮮凍結血漿を使用します．また，コントロールの難しいワーファリン®の代わりに短期間，調節性のよいヘパリンを使用することがありますが，その場合はAPTTでモニタリングします．

・**ACT**（activated coagulation time or activated clotting time）：手術中や血管内治療のときに，その場でヘパリンの効果を調べるときに用いるのがACTです．ベッドサイドで専用の小さな器械を用いて測定します．ヘパリンのリバースは硫酸プロタミンで行います．

次に自分を守り，医療者側を守るために必要な知識です．いかにHIV陽性症例の手術といえども，血友病がなければ，以下のことだけを知っておけばOKです．

ポイント5：宇宙服は必要なし

○○先生が期待していた宇宙服はHIV陽性症例の手術には登場しません．普通のB／C型肝炎ウイルス陽性症例の手術とほぼ同じ扱いです．すなわち

- 必要最小限の人数で手術および介助を行う
- 手術台にはディスポーザブルシーツを全体に敷く
- 使用物品，器具機材はできるかぎりディスポーザブル製品を使用する
- 手袋，マスク，ガウン，ゴーグル，シューズカバーを使用する

という取り決めがあります．さらに実際の手術では，

- メスや注射器は器械出し看護師が術者に直接渡さず，いったん台の上に置く．術者はそれらを台の上からとる

という手順が加わっていました．特別なことはほとんどしていないわけですね．

にわかには信じがたい話ですが，HIVの針刺し事故での感染率はB／C型肝炎ウイルスよりもずっと低く，これらの1／10〜1／100程度とされています．絶対値では1,000回の針刺し事故につき3〜5人の感染にすぎません．さらに感染直後にAZT（アジドチミジン）などの予防薬を服用することによって，感染の成立を20％以下に抑えることができるといわれています．すなわち1,000回の針刺し事故につき1人以下になります．というような理由で，普通のB／C型肝炎ウイルス陽性症例

の手術と同じ扱いになっているのです．

　ちなみに当院でHIVの針刺し事故直後に使用する予防薬は

　　コンビビル®錠　1回1錠　1日2回
　　ビラセプト®錠　1回5錠　1日2回食後

となっています．万一実際に使用する状況になった場合，妊娠の有無，服用期間や副作用についての細々した注意があるので，専門家によく確認することをお勧めします．身近に専門家がいない場合には全国14カ所のエイズブロック拠点病院，あるいは300カ所以上あるエイズ治療拠点病院などに問い合わせてもいいと思います．

　というわけで案ずるより産むが易し．手術の方は無事に終えることができました．

　　最後に1句

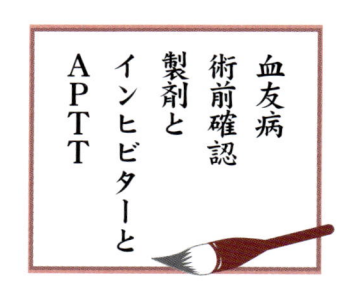

> 血友病
> 術前確認
> 製剤とインヒビターと
> APTT

<参考文献>
1)「HIV/AIDS看護ガイド」(独立行政法人国立病院機構大阪医療センター), 2004
　↑当院の看護師さんたちの力作です
2)「血友病のこどもたちを担当される先生方へ」(花房秀次), バイエル薬品, 1998
　↑ここでいう「先生」とは，学校の先生のことです
3) http://www.acc.go.jp/
　↑国立国際医療センター エイズ治療・研究開発センターのホームページで，エイズブロック拠点病院やエイズ治療拠点病院のリスト，医療事故後のHIV感染防止のための予防服用マニュアルなどがあります

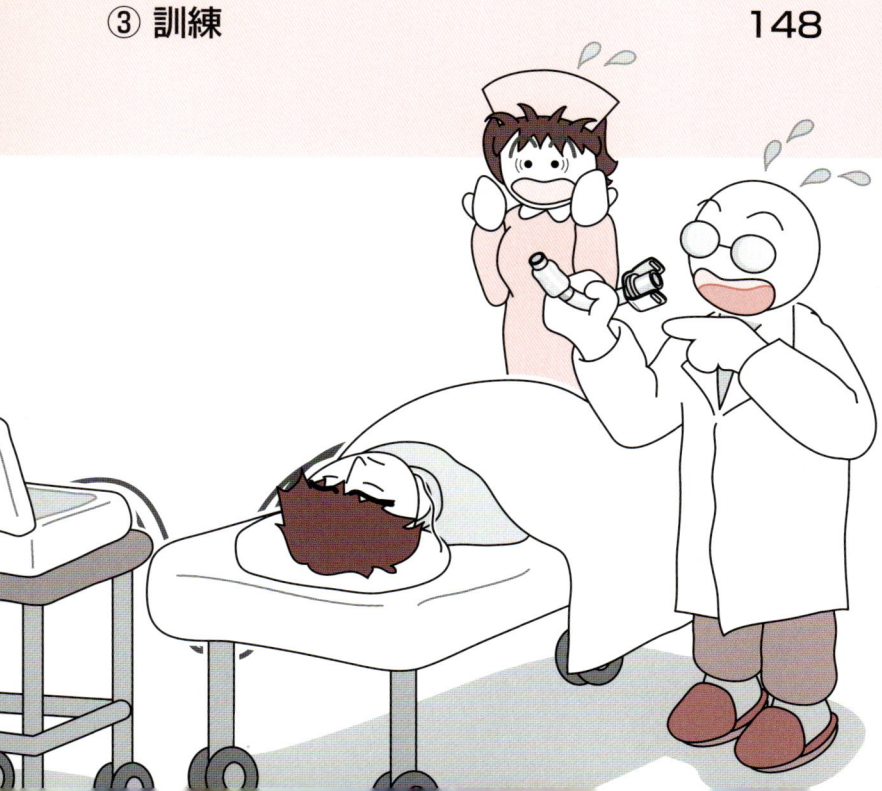

手術・手技・訓練

第2章

① 手術　　　　　　　126
② 手技　　　　　　　135
③ 訓練　　　　　　　148

第2章 手術・手技・訓練 ① 手術

その1　自分用手術ノート

自分用手術ノート

　先日，昼御飯を食べながら同僚と話をしていると，たまたま以前に働いていたレジデントの○○先生の話題になりました．

部員「そういえば，○○先生は，中島先生と一緒に手術をしているときに，エライ出血させたんや」
部長「それなのに手術の途中で先に帰っちゃったのよねえ」
部員「そうそう，アイツはちょっと無責任なところがあるからなあ」

　話がどんどん事実から逸れていきそうだったので，思わず割り込みました．

中島「確かに○○先生は，僕とマイクロの手術をやっているときに出血させたことが2回ありました．1回は『そろそろ代わろうか』と声をかけたのに『内頸動脈の分岐部が出るところまでもう少しやらせてください』と抵抗しよったんです．ところが，その直後に静脈性の出血をさせましてね」
部員「なるほど」
中島「もう1回は，たぶん先生らが言っている症例だと思うんですが，途中で動脈を切ってしまい，すぐに僕と交代したんです．彼はもう呆然として使い物にならなくなってしまいましてね．でも，ちょうど救急室から『誰か応援に来てくれ』という連絡があったので，○○先生に手を下ろして行ってもらったんですよ」
部長「…しかし，先生はそんな昔のことをよく覚えとるなあ」
中島「いや，覚えているわけじゃなくて，単に『自分用手術ノート』に書いてあるだけなんですけどね」
部員「なんですか？　その『自分用手術ノート』ってのは」
部長「そんな細かいことをいちいち書いているわけ？」
中島「うーん，これは話せば長くなるんですが…」

というわけで，なぜ私が「自分用手術ノート」なるものをつけているのか，そもそも「自分用手術ノート」とはどのようなものか，ということを説明することになってしまいました．

❖ リセット地獄の打開策

ことの発端は救命センター勤務時代に遡ります．当時，次々に搬入される脳卒中や頭部外傷患者の開頭手術を行いながらも，私はできるだけレジデントにも手術に参加してもらうようにしていました．私自身は「俺が手術をやるから，お前は見て盗め」というスタイルは好きでなく，実際のところ，盗まれるほどの技術も持ち合わせていないので，「ワイがアシストしたるさかい，できるところまで自分でやってみなはれ」という方針をとっていました．救命センター勤務のレジデントは出身も専門もバラバラで，1年目でも結構上手な手術をする人もいれば，経験は長くてもあまり上手でない人もいます．それはそれでしかたのないことで，ちょっと自分には向いていないな，と思えば他の方面に進めばいいし，開頭手術が好きになったら脳外科に転向するのもアリだと思います．

ところが，指導する側には思いがけない苦労がありました．私たちは「リセット地獄」と呼んでいましたが，多くのレジデントに次々に手術させているつもりでも，指導したはずのことが全く定着しないという現象です．以前の手術のときに間違いなく「ここはこうしなはれ．なぜならカクカクシカジカ…」と説明しているはずなのに，当のレジデントに初めて聞くような顔をされてしまうのです．「おかしいなあ」と思いつつも，その原因を私なりに考えてみました．その結果，行きついたのが「救命センター側の要因」と「レジデント側の要因」でした．

<救命センター側の要因>
1：救命センターの守備範囲はあまりにも広く，脳外科の他にも腹部，胸部，整形など，いろいろな手術をしなくてはならない．さらに，どの症例がいつ搬入されるか予測できないので，あらかじめ勉強してから手術に臨むことができない
2：多発外傷や合併症などのために，定型的な手術にならないことも多い
3：超緊急，超重症の症例が多く，手術をしながらゆっくりとレジデントに教える余裕がない

<レジデント側の要因>
1：医学部を出た人は，一般に頭はよいが手先が不器用な人が多い．そのうえ，生身の人間を相手にするというプレッシャーがかかり，慎重になりすぎる
2：バックグラウンドも目標も異なるレジデントが混在している
3：指導する側は連日連夜の手術で指導しているつもりでも，個々のレジデントにとっては，前回に似たような手術をしたのは2カ月前で，何もかも忘れてしまっている，ということが多い

というようなことになります．しかし，患者は毎日のように搬入されるし，レジデントには成長してもらわなくてはならないし，いつまでも「リセット地獄」に甘んじているわけにもいきません．そこで，考え方を変えるようにしました．すなわち「救命センター側の要因」を変えることはできなくとも，「レジデント側の要因」については，プラス思考で対処するということです．

<レジデント側のプラスの要因>
1：いったん，頭で理解すれば，その後はうまくやれる
2：人並み外れた努力を苦にしない
3：生身の人間を相手にするというプレッシャーがかかるが，大胆すぎるレジデントよりも慎重すぎるレジデントの方が指導しやすい．大胆すぎると，むしろ「無謀」につながりかねない

ということです．そして「救命センターのような環境のなかでも努力できる方法はないか」と考えたときに，ふと思いついたのが「自分用手術ノート」をつけさせることでした．つまり，手術が終われば当然のことながら公式の手術記録（大抵はA4用紙1～2枚ぐらいにポイントを要領よくまとめたもの）を書いてカルテに保存するわけですが，この記録には「何号の何という糸を使って縫った」とか「使ったのは，角針か丸針か，弱弯か強弯か」などということは書いたりしません．そんなことを全部書いたりしたら手術記録は数十ページに及ぶ長大なものとなり，記録にも数時間を要してしまうからです．しかし，自分が手術を勉強する立場であれば，記憶の新しいうちにできるだけ細かいことまでノートにメモをとっておくことが「リセット」を防止する有力な方法

だと思います．

　たとえば，公式の手術記録では

「止血を確認し，ドレーンは留置せず，順層に閉創し，手術を終了した」

と書くところ，自分用手術ノートでは

「あまり出血はしていなかったが，ドレーンを留置しないつもりだったので，念入りにバイポーラで止血した．側頭筋の筋膜を3-0吸収糸で縫合し（「筋肉にまで針をかけるな！」と怒られた），帽状腱膜も3-0吸収糸で埋没縫合し，皮膚はステイプラーで閉じた」

と記録しておくのです．もちろん自分用手術ノートは完全に個人のメモなので，「こうやったら思いがけずうまくいった」とか「こんなことをやって怒られた」などということも，自由に書いておきます．こうやってつくった自分用手術ノートをときどき読んでは記憶を新たにし，また，似た手術をするときには直前にサッと読み返すと，効果的な予習・復習になることが期待できます．

❖ B級テクの集大成

　さて，実際に「自分用手術ノートをつくろうぜ」と提案したところ，賛同してノートをつけはじめたレジデントが1，2名いたので，手術が終わるたびに彼らの手術ノートを見て添削しました．できるだけ図を使わずに文字だけで表現してもらうと，そのレジデントがよく理解しているところと，全く理解していないところがはっきりしてきます．調子にのって次々に添削しているうちに「もしかしたら，自分でも『手術ノート』をつくったら役に立つかもしれない」と思うようになり，自ら自分用手術ノートをつけはじめました．「何を考えて何をやった」とか「思いがけずこうなったので，こう対処した」などと細かいことまで書くと結構時間がかかり，6時間の手術をすると自分用手術ノートの記録に2〜3時間ぐらいはかかってしまいました．ときには後で思い出してつけ加えることもあります．また，ついつい自分用手術ノートを書くのが遅れてしまい，後で思い出して書こうとしても細部をさっぱり思い出せない，などということもありました．

　ただ，毎回手術が終わるたびに公式の手術記録を書き，その後で2〜

3時間かけて自分用手術記録を書くのはいかにも大変です．そこで，現在では，手術が終わる → 公式手術記録を書く → 公式記録に書かなかった部分で記録しておきたい事柄だけ自分用手術ノートに書く，として時間の節約を図るようにしています．

　どんな簡単な手術にも何かしら新しい発見や工夫があるものです．この3年間で200近くの自分用記録を書きましたが，手術中に行ったちょっとした工夫が，いわゆる「B級テクニック」として少しずつ蓄積され，自分にとっても大きな進歩になったように思います．できれば術中のエピソード的なこともつけ加えておくと，それぞれの記録に個性をもたせることができるのではないでしょうか．実は，冒頭に述べた「〇〇先生の2回の出血」も，こうやって記録していた自分用手術ノートに書いたエピソードだったのです．

　「なるほど！」と思った人は，どうぞ試してみてください．

　　最後に1句

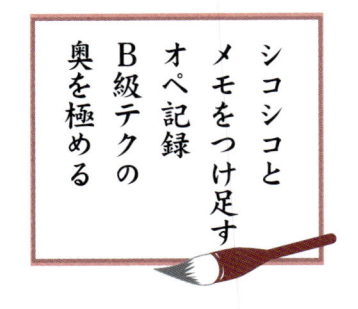

> シコシコと
> メモをつけ足す
> オペ記録
> B級テクの
> 奥を極める

第2章 手術・手技・訓練 ① 手術　　微小血管吻合

その2　ひたすら練習，修行の毎日

内科医「なんかこの部屋，ものが腐ったような匂いがしていませんか？」
中島「えっ？」
内科医「それに香水の匂いも混ざっているみたいで」
中島「すみません．犯人は私です．すぐに処理しますから！」

　同室の内科医に指摘された「腐った匂い」と「香水の匂い」というのは，私にとってはおおいに心当たりのあることでした．
　実は自分の机の上で微小血管吻合の練習をしていたのです．皆さん御存知のように，脳外科では手術用顕微鏡下に直径約1ミリぐらいの血管を吻合することがあります．10-0の糸を用いて10針前後かけて吻合するのですが，何しろ細かい作業なので技術的にも難しく，ぶっつけ本番ではとてもできるものではありません．
　というわけで普段から練習して腕を鍛えておくわけです．教科書に紹介されている方法としては，

① ラットやイヌなどの動物を用いる[1, 2]
② 人工的なチューブを用いる[1]

の2つがあります．

　このなかで①は生きた動物の本物の血管を用い，その場で吻合の成否がわかるので理想的なのですが，実際にラットやイヌを飼育しておき，練習のときに麻酔をかけて手術をやるとなると結構な手間になってしまいます．それに，調子よく練習しているときに限って病棟から呼び出されてしまうわけですね．
　一方，②の方は手軽なのですが，どうしてもリアルさに欠けてしまいます．いいチューブを選ばないと，わけもなく硬くて針が通らなかったり，逆に軟らかすぎて手応えがなかったりで，練習どころではなくなります．

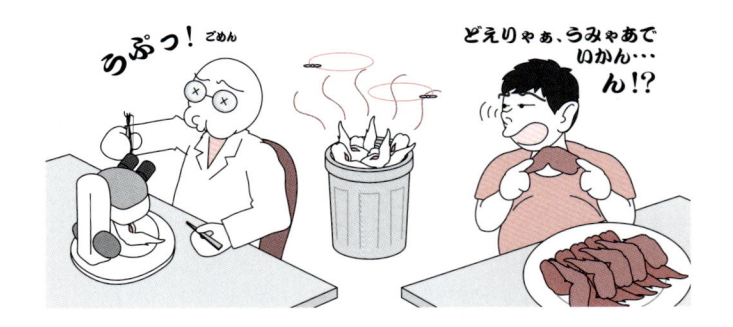

うまい解決法

　結局，手軽な「本物の血管」を用いるか，本物に近い「チューブ」を用いるか，という①と②の中間あたりが妥当な練習方法かもしれません．このようなことを考えていると，やはり世の中には頭のいい人がいて，「chicken wing」を用いた血管吻合練習法というのがNeurosurgeryに紹介されていました[3]．chicken wingというのは漠然とした言い方ですが，写真を見るとどうやら鶏肉の手羽先の部分を用いているようです．調子乗りの私は早速スーパーマーケットに行って4本で200円ほどの「手羽先」を買ってきました．

　皮の部分をクーパーで切ると直下に細い血管があります．実体顕微鏡下にマイクロ手術の器械を用いてこの血管を剥離し，端側吻合をしてみました．やはり本物の血管だけあって，血管周囲の軟部組織の剥離や針で血管壁を貫く手応えなどは実際の手術と同じです．直径1ミリぐらいの血管であれば手羽先がちょうどいい大きさなのですが，直径2ミリぐらいになるとモモ肉の血管がいいようです．

　吻合がうまくいっているか否かについては，狭窄や漏れの有無でチェックします．生きた動物であれば，一時的に血流遮断している血管を開放すれば，たちまち結果がわかるのですが，鶏肉ではそうはいきません．完全とはいえませんが，私は27Gの鈍針を血管内に挿入して水を通すことによって吻合部の確認をしています．

リアルなチューブが欲しい！

　鶏肉を使用する場合，最も問題になるのが消費期限です．だいたい製

造日の翌々日ぐらいまでが消費期限になっているのですが，実際のところ，練習に使えるのはせいぜい製造日と翌日ぐらいで，翌々日になると相当な悪臭がしてきます．悪臭に耐えながら吻合の練習を行い，コンビニの袋に入れてその辺のゴミ箱に捨てていたのですが，たちまち部屋中に「腐った匂い」が立ち込めてしまいました．この悪臭を退治すべく適当な香水をかけると，ますますひどい匂いになってしまうのです．同じ部屋の内科の先生に「ものの腐った匂いがしてませんか？」と尋ねられたのはそのような経緯からでした．

さて，鶏肉には消費期限という制限がありますが，前述②のリアルなチューブなら腐ったりしません．本物の手応えという点では手羽先に劣るかもしれませんが，手軽で消費期限もないというメリットがあります．というわけで「血管吻合練習専用のチューブを作成してみたら商品になるかもしれませんよ」という提案を大阪商工会議所でしたところ，早速，試作品をつくってくれた企業がありました．その試作品を使って実際に吻合してみた感覚をフィードバックし，改良を重ねた結果，結構，使えるものに仕上がりました．今では形成外科医や血管外科医のアドバイスを取り入れ，1〜6ミリのいろいろなサイズのものを作成し，インターネットで販売するまでになっているようです[4]．

鶏肉であれ，チューブであれ，日々，血管吻合の練習をするというのは何やら修行をしているみたいで，精神的な効能もあるような気がします．毎日の仕事でイライラするようなことがあっても，自分の部屋に戻り実体顕微鏡に向かって無心に針糸をあやつっていると，いつのまにか平常心が戻ってきます．スポーツ選手が試合に備えて練習を行うのと同様，外科医も毎日の練習を行うシステムをもっておくのもいいかもしれませんね．

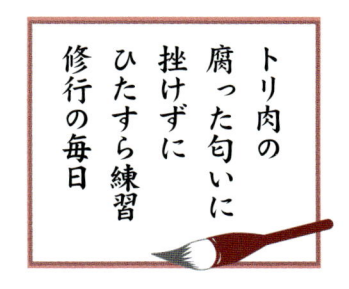

> トリ肉の
> 腐った匂いに
> 挫けずに
> ひたすら練習
> 修行の毎日

> **＜参　考　〜微小血管吻合のためのセッティング＞**
>
> ❶ 顕微鏡：手術用顕微鏡を使うのがベストですが，手術室に鶏肉を持ち込むわけにはいかないので，実体顕微鏡を用います．私はニコンSMZ645という機種を使っていますが，ツァイスStemi DV4というのもよさそうです
>
> ❷ 血　管：鶏肉の「手羽先」または「モモ肉」を使います．吻合練習用チューブでは「テスト・スーチャー」というものがよく，サイズが豊富なだけでなく，動脈や静脈などの区別もあります[4]
>
> ❸ マイクロ手術器械：最低，マイクロ鋏刀1本と吻合用マイクロ鑷子2本があれば練習は可能です
>
> ❹ 針　糸：ランニングコストという点では，これが1番高くつくのではないでしょうか．10-0の針糸は定価が1本3,000円ほどになります．練習用の未滅菌のものだと1,000円前後で売っているメーカーもあるようです
>
> ❺ マクロ手術器械：鶏肉をさばくためのマクロ鑷子とマクロ鋏刀（クーパーまたはメイヨー）
>
> ❻ 酒精綿（アルコール綿）：練習後の器械の汚れをとったり，机の上を拭いたり，いろいろと便利です．病院にある診療用のものを取ってくるのも気がひけるので，私は化粧用パフとアルコール度数37度のウォッカで自作しています

＜参考文献＞
1) 西川方夫 他：「マイクロサージャリー入門 実験室での練習の手引き」，ニューロン社，1988
2) 上山博康，宝金清博：「脳血行再建術」，中外医学社，2000
3) Hino, A.：Training in microvascular surgery using a chicken wing artery. Neurosurgery, 52：1495-1498, 2003
4) http://www.test-medical.com/

第2章 手術・手技・訓練 ② 手技　　　腰椎穿刺

その1　私のルンバール人生

　その女性が強い頭痛を訴えて時間外診療にやって来たのは土曜日の夕方でした．30歳前後の太った女性ですが，頭を抱えるぐらい痛いということです．このようなときには，まず「クモ膜下出血か否か」ということが大切なので，当直のX線技師さんにすぐに頭部CT撮影の準備にかかってもらいました．

　待っている間にいろいろ聞くと，

- 午前中から頭が痛かったが，だんだん強くなって我慢できなくなった
- 子供のときに脳炎になり，その後遺症で今でも右半身が不自由
- 現在でも○○大学附属病院に通院中である

ということがわかりました．クモ膜下出血の病歴としては典型的ではありませんが，ちゃんと調べておくにこしたことはありません．

　頭部CTを撮影してみると確かに左の大脳半球が萎縮しており，左右非対称になっています．しかし，いくら注意深く探してもクモ膜下出血は見あたりませんでした．

中島「えっと，ひどい頭痛のときに1番恐ろしい病気はクモ膜下出血なんですが，頭部CTで見る限り，そのような出血はないみたいですね．でも，CTに写ってこないクモ膜下出血もありますので，腰椎穿刺で確認しましょう．髄液に血が混じっていなければ，無罪放免です．ちょっと休んでもらったら帰宅できますよ」

女性「腰椎穿刺って，どうやるんですか？」

中島「背中のですね，腰のところから針を刺して髄液を抜くんですよ」

女性「まさか『ルンバール』ってやつじゃないでしょうね」

中島「よく御存知ですね，まさしくルンバールですよ．大して痛くないですから」

女性「ええぇ，ルンバール！！あれ滅茶苦茶痛いやんか，いややあ！」

中島「ルンバールされたこと，あるんですか？」

女性「○○大病院の小児科に入院しとったときに毎日やられたぁ．研修医がやって1発で入らへんから，いっつも3回は刺されたんや！」

幼い日の記憶が蘇ってきたのか，彼女は大暴れをはじめました．
「まあまあ．私が研修医だったのは相当昔のことですから大丈夫ですよ」
とわけのわからない説得をしながら私は準備を始めました．とにかくルンバールをしないことには自分の仕事が終わりません．

中島「いいですか，そこのベッドの向こう側に腰掛けて，足を下にブラブラさせて下さい」
女性「ええっ？ 横向きに寝てエビみたいに丸くなるんじゃないの？」
中島「髄液圧を計るときは横に寝てもらうんですが，今日は髄液の性状を見るだけですから，座った形でやりましょう」
女性「今まで何十回ってルンバールしたけど，座ってやるのなんか初めてやわ」
中島「すみませんが，自分で腰骨の位置を触ってみてくれませんか？」

相当な肥満だったので，正直なところ，どこが後上腸骨棘にあたるのか，よくわかりませんでした．こんなときは患者さん本人に示してもらうに限ります．

中島「最初は局所麻酔をしますよ．…もう針で刺しても痛くないですね？」
女性「ええ，痛くないです」
中島「次は本番です．少し丸くなって，左右に傾かないようにして下さいね」
女性「これでいいですか」
中島「はい，いいですよ．…見たところ髄液はきれいですね」
女性「ええっ，もう針を刺したんですか？」
中島「というか，刺した針を抜いてしまったんで，これで終わりなんですけど」
女性「全然痛くなかった…」

❖ ルンバールのススメ

　普通のルンバールでは，彼女が言ったように「側臥位になってエビのように丸くなる」というのが正しい姿勢です．この姿勢をとってもらって背中から穿刺針を水平に刺せばうまくいくはずですが，なかなか理屈通りにはいきません．というのは

> ・正確な側臥位にならず，少し腹臥位や仰臥位気味になってしまう
> ・上半身が下半身に対してねじれる
> ・肩側よりもお尻側が高くなる（女性），お尻より肩側が高くなる（男性）

などの理由で，理想的な姿勢をとってもらうのが案外難しいのです．このような状態でいくら針を水平に穿刺しても，患者さんの身体そのものが曲がっていては，まっすぐ脊髄腔に入らないのは当然ともいえます．
　つまりルンバールが入らないのは，患者さんの身体を基準にして左右に外してしまっている（＝部屋を基準にすれば天地に外す）からであり，決して上下（頭側－尾側方向）に外しているのではない，ということです．
　これに対して，ベッドサイドに腰掛けてもらって座った状態で正中をまっすぐ刺した場合，左右に外すことはないので，上下方向（頭側－尾側方向）の微調整のみで簡単に入るのです．
　というわけで，この日はルンバールがうまくいって「いやあ，あたり前のことをしただけですよ」などと調子がよかったのですが，後日，別の人のルンバールでコケてしまいました．まさしく私の人生そのものです．

❖ 試練のルンバール

　その日，強い頭痛で脳外科の外来にやってきたのは，前回にも増して太った女性でした．例によって余裕をかましながらベッドの横に腰掛けてもらい，背中から正中を狙って腰椎穿刺を行い，あっさりと髄液をとるつもりが…，いくら刺しても何も返ってこないのです．その後は推して知るべし．刺しても，刺しても，刺しても…，全く髄液は返ってきませんでした．

とはいえ，今の私は若い頃に比べれば，多少は知恵もついています．つまらない意地をはることなく，他の脳外科医に応援を求めました．駆けつけてきてくれた2人の脳外科医は患者さんを一目見るなり，何やら柱の陰でボソボソと相談をはじめました．結局，腰椎の単純X線を撮ろうということになったようです．

　しばらくして，
「やっぱりそうか！　中島先生，この人，皮膚からの距離が長すぎて入らへんのや」
単純X線に定規をあてながらそう言ったのは部長でした．
「どうみても8.5センチはあるで．もっと長いルンバール針があったはずや」
部長はさすがに長い間この病院に勤めているだけのことはあり，院内のどこに何が置いてあるのか，よく知っているようでした．

　私が使っていたのは長さ7センチのルンバール針で，普通の体格の人であれば余裕で脊髄腔に届くはずでした．ところが，いくら正しい方向に穿刺しても，この人のように皮膚から脊髄腔までの距離の長い人に対しては全く歯が立たないのです．そこに登場したのが長さ9センチのルンバール針でした．とはいえ，私自身はすでに疲労困憊，戦意喪失の状態でした．みかねた若い先生が代わりに腰椎穿刺を行い，うまく無色透明の髄液を得ることができました．

　結局，ルンバールというのは方向だけでなく，長さも大切ということですね．この年になっても学ぶことはたくさんあるようです．

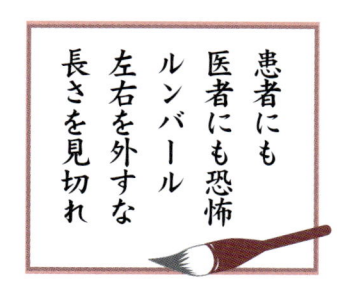

> 患者にも
> 医者にも恐怖
> ルンバール
> 左右を外すな
> 長さを見切れ

第2章 手術・手技・訓練 ② 手技

アームロック

その2　日常生活を医療行為へ応用する

　先日，ギョーザを食べていたときのことです．お互いにひっついているギョーザを箸の先で分けながら「何となく親しみのある状況やなあ」という気がしてなりませんでした．よく考えてみると「皮を破らずにひっついたギョーザを箸で分ける」というのは「軟膜を破らずに癒着した脳槽を鈍的に剥離する」という脳外科の手術操作にそっくりなのです．このように意識してしまうと，なんだかギョーザを食べるという行為についても，つい真剣になってしまいます．

❖ 特訓の日々

　気をつけてみると，日常生活のなかには医療行為に応用できるものがたくさんあるように思います．その1つの例としてあげたいのがチキン・ウイング・アームロックです．

　私はかねてから大暴れしている患者を押さえつけて点滴のルートを入れるのにはプロレスの関節技を応用したらよいのではないかと思っていました．そこで「プロレス百科」の類を読んで，応用できそうなものはないかと探してみたのです．すると，チキン・ウイング・アームロックというのが処置台の上で暴れている人間を押さえ込むと同時に手首を固定するのにピッタリのようでした．

　チキン・ウイング・アームロックは，正確には「自分の左手で相手の右手首を持ち自分の右手を使って固定する」ということになります．ただ，大暴れしている人間の右手をいつも自分の左手で持てるとは限らず，つい右手で持ってしまうこともあります．もちろん，このような場合に左手に持ち代えている余裕はないはずで，必然的に「自分の右手で相手の右手首を持つ」技も覚えなくてはなりません．

　幸い，このような技についても「プロレス百科」に出ており，ブイワン・アームロックと呼ばれているそうです．そして「チキン・ウイング・アームロックとブイワン・アームロックは表裏一体，いつでもどちらでも使えるようにしなくてはならない」という記述までありました．

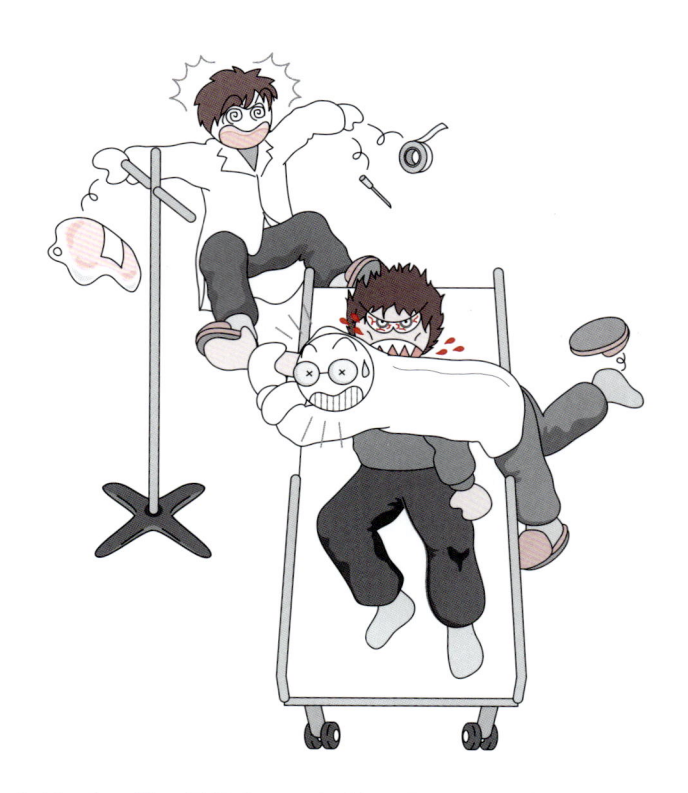

ただ，本で読んだだけではイザというときに使えるかどうか，はなはだ不安であります．そこで，私は妻相手に練習することにしました．

中島 「ちょっと悪いけど，ワシにアームロックをかけてくれへんか」
　妻　「なに？」
中島 「せやから，アームロックをかけてくれへんか，いうて頼んどるんや」
　妻　「アームロックて，何なの，それ？　頭がおかしくなってしまったの？」
中島 「何でや．アームロックをかけさせろ，いうたら頭がおかしいか知らんけど，アームロックをかけてくれ，いうとるんやから正気やがな」
　妻　「わけのわからないこといわないでよ！」

　というわけで妻を説得するのは時間がかかりましたが，ようやく妻にも私の崇高な目的を理解してもらい，練習に練習を重ねてアームロック

を体得することができました．

✤ いざ，実戦！

　さて，ある日のことでした．交通事故で搬入された患者が実は覚醒剤中毒で，初療室の処置台の上で大暴れしはじめたのです．
　「よし，今だ！」
　妻との特訓を役に立てるのはこのときをおいて他にありません．
　「エエか．ワシがこのオッサンの右手を固定するから，ルートを確保してセデーションいったれ！」
とレジデント達に怒鳴りながら，チキン・ウイング・アームロックを試みました．
　「何すんねん，このガキャ！！　やめんかい！　うおおお！！」
　野獣のように暴れる覚醒剤中毒ですが，意外なほどあっさりとアームロックにひっかかりました．
　「よっしゃ，今のうちや．早よルートとってくれ！」
といった瞬間，右脇腹に激痛が走りました．何と野獣オジサンが私の脇腹に噛みついていたのです．
　「うわっ，噛みつきは反則やぞ！」
といっても後の祭でした．大体，法律に違反して覚醒剤をうつような人間が，今さらプロレスのルールを守るはずもありません．
　いつものことですが，一番肝心なところが抜けてしまっていたようです．

　後日，「研修医　当直御法度（第2版）」という本を何の気なしに読んでいると，「暴れる患者・危険な患者の救急室対処法」の項目に，
　・拘束は5人以上で（四肢に1人ずつ，頭に1人：患者は噛みついてくる）
と，ちゃんと書いてありました．

<参考文献>
1) 寺沢秀一 他：暴れる患者・危険な患者の救急室対処法．「研修医当直御法度（第2版）」, pp128, 三輪書店, 1999（第3版, 2002）

第2章 手術・手技・訓練 ② 手技

気管切開チューブ

その3　入れてはならぬ皮下と食道

　遠い昔，某病院で当直していたときのこと…夜中に突然，枕元の電話で叩き起こされました．

看護師「先生，大変です！　ICUの○○さんが気管切開チューブを自己抜去しました．今は看護師がアンビューを…」
中島「何やて，すぐに行くわ！」

　パジャマ代わりの手術着で寝ていた私は当直用ベッドから飛び起きて，ICUに向かって走りました．夜中のコールにもいろいろありますが，「呼吸」「気管切開チューブ」というのは，何はともあれ走って行かなくてはならないキーワードです．
　ICUに到着すると○○さんのベッドサイドに3人ほどの看護師さんが集まり，アンビューバッグで酸素を流していました．

中島「抜かれたチューブはどれやっ！」
看護師「こ，これです」
中島「よし，入れるぞ」

と，気管切開孔から抜かれたチューブを再挿入し，アンビューバッグを接続して勢いよく換気したものの，酸素飽和度はどんどん下がっていきます．バッグを押す手応えにも違和感がありました．

中島「あれえ？　入ってへんのかなあ」
看護師「サチュレーション50％です！」
中島「よっしゃ，もう1回入れ直すぞ」

　再度，気管切開チューブを挿入したものの，やはりバッグの手応えがよくありません．

中島「聴診器を貸してくれ！」
看護師「前胸部で呼吸音の確認ですね」
中島「そや！ でも，ぜんぜん呼吸音が聴こえへんぞ」
看護師「先生，徐脈になってきました．脈拍30/分です！ 心臓マッサージはじめましょうか？」
中島「すまん！ もう1回やり直しさせてくれ（泣）」

　ふとそのとき，気管切開孔から糸のようなものが出ているのに気づきました．私自身，気管切開をしたときには気管壁を逆U字形に切ったそのフラップに糸をかけておくようにしていますが，この患者さんの主治医にも同じ癖があるのかもしれません．こうしておくと，次に気管切開チューブを交換するときに糸を引くだけで簡単に気管チューブを入れ替えることができるのです．
　「頼む，入ってくれ！」
と糸を引っ張りつつ突っ込んだ気管切開チューブはスポッと入りました．すかさずアンビューにつないで換気をした手応えも軽やかです．

看護師「先生，さっきと全然違うわ！」
中島「おお，サチュレーションが上がってきよった」
看護師「脈拍も戻ってきました」
一同「よかったあ！！」

　とりあえず確認のためにと撮影した胸部X線は，肺野よりも皮下気腫ばかりが目立つ恥ずかしいものでした．心配された患者さんの意識レベルの方も，何ごともなかったかのように元通りになったので，ホッと一息です．

　さて，この症例を振り返ってみると，反省することはあまりにもたくさんありました．以下に列挙しましょう．
❶ まず，気管切開チューブのトラブルは何にもまして緊急なので，当直室から走って行った判断は正しい
❷「気管切開を行ったばかりのときは皮膚切開部から気管までのト

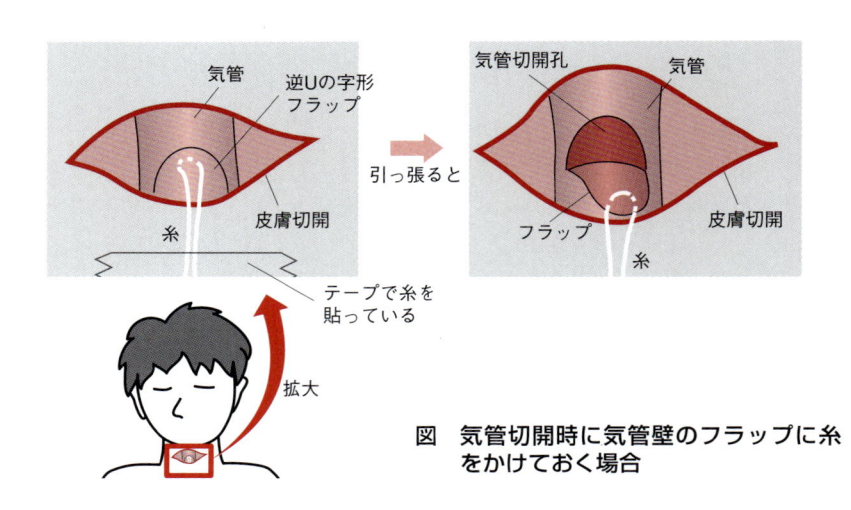

図　気管切開時に気管壁のフラップに糸をかけておく場合

ラクトができていないので気管切開チューブを再挿入しようとしても皮下に入ってしまいがちである」ということは知っておくべきである

❸ そのうえで気管切開チューブ再挿入時の対策として，特に先端を気管内に誘導するために

- 気管壁に糸をかけて逆U字形のフラップにしてある場合にはこれを引っ張って挿入する（図）
- 元よりも細目のチューブを挿入する
- チューブに内筒を入れた状態で挿入する
- 気管に対して先端を垂直に挿入開始する
- 胸板の分厚い患者さんの場合は横から（体軸に直角に）挿入開始する

などを心掛ける

❹ 気管切開直後のチューブの再挿入は難しいので，経口挿管に切り替えるのも1つの方法である

❺ 今回の場合，そもそも気管切開チューブを自己抜去したぐらい元気な患者さんだったのだから，ちゃんと準備をしてから落ち着いて気管切開チューブの再挿入を試みてもよかったのではないか

などです．

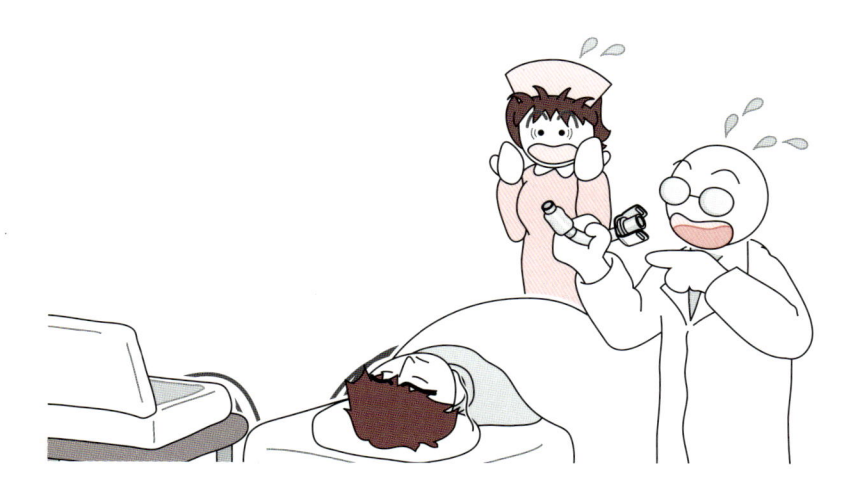

このことで気道まわりのトラブルの恐ろしさを思い知らされたわけですが，その後もときどき，怖い目に合わされました．そのたびに少しずつ用心深くなり，

> ・気管切開の場合はチューブが誤って皮下に入っていないか
> ・経口/経鼻挿管の場合はチューブが誤って食道に入っていないか

を何回も確認するようになりました．

　ちなみに，経口/経鼻挿管したときは

・呼気によって挿管チューブが曇ることを確認する
・アンビューバッグで換気すると軽やかに胸が上下することを確認する．誤って食道挿管した場合には胃がどんどん膨らんでくる
・聴診器を使って前胸部，腋窩で呼吸音が聴こえ，心窩部で聴こえないことを確認する

という3つの方法によって正しく気管に入っていることを確認し，その後に胸部X線を撮影しています．

　それから幾歳月…．ある日の外来診察の最中に突然，院内PHSが鳴

りました．

看護師「すみません，主治医の××先生が手術中なのでコールさせてもらいました！ △△さんの気管切開チューブが抜けかけていてサチュレーションが下がってきているんです」
中島「わかった，すぐ行く！」

　外来診察中は大抵の用事は断るのですが，気道関係はそうも言っていられません．ヒーコラ言いながら病室に到着したのは救急部の蘇生チームと同時でした．ベッドサイドには何人かの看護師さんが集まり，気管切開チューブに接続したアンビューバッグで換気しています．バッグを受け取りつつ酸素飽和度を確認すると80％ぐらいでした．バッグの方も軽からず重からず，微妙な手応えです．

看護師「チューブが抜けてしまったんで，たまたま詰所にいた研修医の▽▽先生に入れてもらったんです」
中島「それでかあ！ たぶんチューブの先端が半分だけ気管に入ってるんやな．新しいのを入れ直そう」
救急医「準備できてます」
中島「じゃあ抜くぞ」
救急医「はい，入りました」
中島「よっしゃ，バッグをつないで換気しよう！」

　アンビューバッグの手応えは軽やかになり，酸素飽和度もみるみる上昇していきます．

看護師「なあんだ，大したことなかったですね」
中島「あのなあ，あっさり済んだからって大したことないことないんやぞ！」
看護師「先生，何言ってるんですか？ 意味不明ですよ」
中島「君らは全然わかっとらへんな，僕がこれまでどれだけ恐ろしい目に遭ってきたか．きっと救急の先生もいろいろと修羅場をくぐってきたに違い…」

と年寄りの昔話をはじめたとたん，再び院内PHSが鳴って外来の途中だったことを思い出す羽目になりました．気管切開チューブを入れ損ねた研修医に説教する楽しみもパーです．まあ，何事もうまくいったときというのは，こんなものでしょう．

　というわけで最後に1句

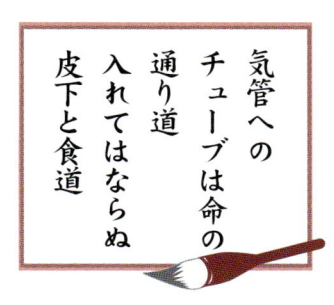

> 気管への
> チューブは命の
> 通り道
> 入れてはならぬ
> 皮下と食道

第2章 手術・手技・訓練 ③ 訓練　　　　　災害訓練

その1　魂を抜かれた災害訓練 その1

　「毎年，ホンマに泣き出す奴が2，3人はおるし，必ず1人はハイパーベンチ（hyperventilation）で倒れてしまいよるからな」
　あっさり言い放ったのは救急部の○○先生でした．
　「これは大変なことになってしまった…」
　「でも自分が死ぬわけじゃないんだから…」
　私にできることは，ひたすら自分自身に言い聞かせることだけでした．

　国立病院機構大阪医療センターの名物，災害訓練が実施されたのは3月初め，まだ冬といっていい季節のなかです．
　「脳外科からも1人ぐらいは行っといた方がエエみたいやから，中島先生が参加するって返事しといたで」
という部長の一言に対し
　「ああ，いいですよ．どうせ土曜日は嫁ハンも出張でおらんから暇やし…」
と簡単に引き受けたのが間違いのはじまりでした．この災害訓練というのが，参加者と見学者合わせて200名を動員し，前年にはテレビでも放送されたという大変なものとは全く知りませんでした．

　救急部の○○先生が用意したシナリオは，病院の目の前を走る阪神高速道路で大事故が発生し，50名規模の負傷者が1時間のうちに搬入されるという悪夢のようなものでした．これに対して当直医＋看護師・放射線技師・薬剤師・臨床検査技師＋事務当直で迎撃体制をとらなくてはなりません．特に今回は休日に院内に存在している人間だけで初期診療体制を立ち上げなくてはならないので大変でした．
　私自身はいつのまにか主任当直医という役割が与えられ，正式対策本部に引き継ぐまでの約1時間の指揮をとらなくてはならない羽目になってしまいました．一応，病院には災害マニュアルというのがあるので，これを何回も何回も読み，院内当直がどうなっているのか，どこに機材があり，どこをトリアージポストにするのか，またトリアージタッグをどのように扱うのか，1つ1つ頭に入れていきましたが，結局，この作業に当日朝までかかってしまいました．

❖ 世界共通！ 大災害時の対応手順

　一般に大災害が起こったときの受け入れには，ほぼ世界共通の決まった手順があります．すなわち

❶ 大災害発生！
❷ 受傷者を受け入れる医療施設はトリアージポスト，赤ゾーン，黄ゾーン，緑ゾーン，黒ゾーンを設営する
❸ すべての受傷者は，まずトリアージポストで診察を受け，重症度を判定される．重症者（critical）は赤ゾーンへ，中等症者（urgent）は黄ゾーン，軽症者（walking wounded）は緑ゾーン，そして死亡者（dead）は黒ゾーンに振り分けられる
❹ 各ゾーンでは診察＋2次トリアージ＋治療が行われる．緑ゾーンの患者が急変して赤ゾーン行きに変更されることもある
❺ 赤ゾーンの患者は救命のための必要最低限の処置を行った後にICUや手術室などに送り込む
❻ 黄ゾーンの患者は原則として一般病棟に入院させる
❼ 緑ゾーンの患者は応急処置の後に帰宅させる．ただし，いかに災害とはいえ診療費用は発生するので，後日，請求するときのために住所・氏名・連絡先を確認して記録しておく
❽ 黒ゾーンの患者は，残念ながら治療の対象外となり，遺体として安置される

以上の手順に従って診療を行うわけですが，大切なことは，診療もさることながら

ヒトとモノの流れをコントロールし，情報を把握する

ということになります．

　当日は看護学校の学生さん約100名が負傷者役，友人役などをやることになっていました．去年の参加者によれば，学生さんの演技が真に迫っていて，おもわずこちらも気が動転したり，興奮してしまうのだそうです．

✤ ついにはじまった！

　いよいよ当日の朝，小雨の降るなか，集合時刻よりもかなり前に病院に到着した私は，いくら訓練とはいえ，未知のものに対する不安が一杯でした．

　いったん，3階大講堂に総勢200名が集まっての最終打ち合わせの後，それぞれの持ち場につきました．訓練の開始は救急部の××先生から私への1本の電話です．

　待つことしばし….

「トゥルルルル，トゥルルルル」
「はい，中島です」
「あ，救急部の××です．たった今，消防の方から連絡があったんですが，阪神高速で大事故があったらしいんです」
「ええっ！」
「それで，大量の負傷者が出て，こちらに搬入要請が来ました」

　いよいよ，訓練がはじまりました．

　××先生から私へ，私から事務当直へ，事務当直から院内各当直医と当直師長への連絡，暫定対策本部の立ち上げ，連絡網を通じての応援要請，幹部職員への連絡，トリアージポストの設営，医師・看護師以外への仕事の割り当て，各ゾーンの設営….
　そうこうしているうちに，事故現場から直接歩いて来院した負傷者が窓口の外で騒ぎはじめました．一方で院内・院外から応援の職員が到着しはじめ，職員票を記入してもらうと同時に各ゾーンへ振っていきます．
「しまった！　各ゾーンに割り振った責任者のPHSの番号を把握していなかった」
と気づいたときは後のまつり．次々に重傷者が担架で運びこまれ，付き添いの友人たちが泣き出し，家族の安否を求めてウロウロする人々でロビーがごった返しはじめました．
　手にしたPHSにはあっちのゾーン，こっちのゾーンから
「人手が足りない」
「薬が足りない」
「部屋のカギを開けてくれ」

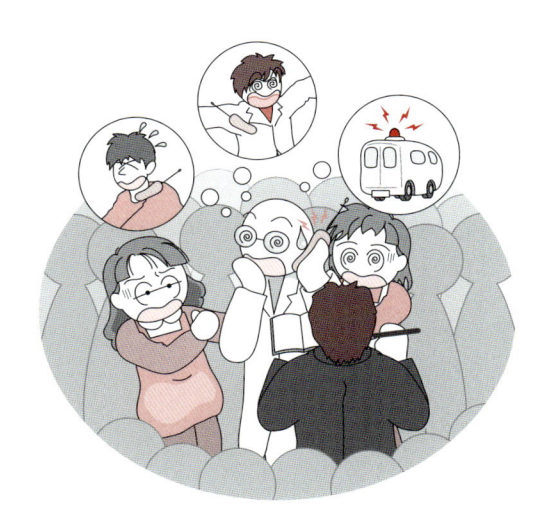

「ストレッチャーをよこせ」
という連絡が次々に入り，その一方で家族とマスコミ関係者が左右から私の白衣の袖を掴んで，
　「おじいちゃんはどこ！」
　「現在の状況はどうなっていますか？」
　「記者会見は何時から開かれるのですか？」
などと質問攻めにしてきます．
　　さらにPHSが容赦なく鳴ります．
「こちら赤ゾーン，腹腔内出血で緊急手術が必要です．どうしましょうか！」
「院内では無理や．オペ室も人手が足りん！」
「処置室で開腹しますか」
「人手が足りんのは同じことやろ．外の病院に送れ！」
「それは思いつきませんでした．でもどうやって送りますか？」
「ちょうど診療部長が到着した．そっちに応援に行ってもらうから，とにかくどっかにねじ込んでもらえ！」
　　以後は阿鼻叫喚の世界です．
「廊下で人が倒れていて息をしてないみたいなんですけど？」
「君が見て死んどるようやったら黒ゾーンに運び込んでくれ！」
「記者会見は…記者会見は何時からですか！」
「10時から10時半の間にやります！」

情報が錯綜し，何が何やらわからない大混乱です．大声で怒鳴りあっているうちにどんどん時間が経過していきました．
　一時は足の踏み場もないぐらいごった返していた現場ですが，次第に搬入患者が減ってきました．それとともに，
「こちらトリアージポスト，とりあえず一段落したみたいですが…」
「緑ゾーンです．患者さんが来なくなったんで閉めようと思うんですが」
「ドクター，ナースとも余ってきました．どこにお手伝いにいきましょうか？あ，黄ゾーンです」
という連絡が次々に入ってくるようになりました．
「それぞれ連絡用に1人残して撤収をはじめてください」
　こうなったら店じまいです．トリアージタッグの付箋を回収して集計をはじめました．これをまとめて正式対策本部にバトンタッチしないと永遠に訓練が続いてしまいます．この集計作業が思ったより大変で，5人がかりでやっても10分や15分は簡単にかかってしまいました．

「…というわけで，合計55名搬入されました．うち，当院に収容したのは28名で，ICUに4名，HCUに…ん？…14名，一般病棟に10名です」
「記者会見は11時から3階大講堂で行います．院長はじめ幹部職員に御出席いただきますが，現場の状況がわかる人間として私も同席いたします」
「同時に，家族・関係者に対する発表も11時に4階カンファレンス室で行います．こちらは診療部長と，トリアージにあたっていた××先生に出席していただきます」

❖ 最後の試練

　正式対策本部への報告を終え，一応，今回の訓練は終了しました．時計を見ると1時間で終了する予定が1時間半を越えていました．
　とはいえ，これで訓練が終わったわけではありません．今回の災害訓練では，反省会を兼ねた模擬記者会見もやることになっており，200名近い参加者・見学者全員の見守るなかで，壇上のわれわれにマスコミ役から厳しい質問が浴びせられます．こちらはシナリオなし，どんな質問が飛んでくるかわかりません．
　そしていよいよ，最後の試練である模擬記者会見がはじまりました．

　　　　　　　（次項「魂を抜かれた災害訓練 その2」へ続く）

第2章 手術・手技・訓練 ③ 訓練　　災害訓練

その2　魂を抜かれた災害訓練 その2

【その1のあらすじ】
　国立病院機構大阪医療センターでは西日本の災害拠点病院として，毎年，災害訓練が行われる．何も知らない筆者は主任当直者役を気軽に引き受けてしまった．ところが，実はこの訓練は看護学生100名を含む200名以上の職員が参加し，内外から大勢の見学者がやってくるという大変なものであった．特に今年は，目の前の阪神高速道路で大型バスの衝突事故が発生し，1時間の間に50名以上の負傷者が休日の病院に搬入されるという悪夢のようなシナリオが準備されていたのである．
　いよいよ当日，訓練開始とともにトリアージポスト，黒，赤，黄，緑の各ゾーンを設営したわれわれであったが，次々に搬入される負傷者役の看護学生とロビーにごったがえす家族・マスコミ役の職員の阿鼻叫喚の中で苦戦を強いられた．何とか55名の負傷者の処置を終え，暫定本部から正式対策本部への報告をもって訓練は終了となったが，最後の試練が待っていた．反省会を兼ねた模擬記者会見である．壇上に並んだわれわれに対し，マスコミ役の容赦ない質問が浴びせられる．

院長「当院に搬入された患者は，こちらで把握しているところでは，55名．そのうち亡くなった方，9名．重傷と判断された方12名，中等傷と判断された方，中等傷というのはとりあえず緊急手術などの治療を必要とはしないが入院が必要と判断された方になりますが，これが10名，軽傷で入院を必要としないと判断された方は24名で，これらの方については応急的な処置の後に帰宅していただいております」

○○新聞「午前9時に事故が発生してですね，午前9時40分の時点で暫定対策本部の方にお聞きしたところでは，搬入が7名ということでしたが，われわれがざっと見た範囲でも7名どころではなかったですよ！ 最終的には55名という大変な数になってしまったわけですが，いくら現場が混乱していたとしても，あまりにも情報の把握ができていなかったのではないですか！」

中島「確かにその通りです．トリアージポストとそれぞれのゾーンからは適宜，暫定対策本部に情報が入ってくるシステムにはなっているの

ですが，それがうまく機能していなかったようです．ただ，私としては，各ゾーンが情報を対策本部に上げなかったと責めることよりもですね，負傷者の治療を優先して行った結果が7名と55名という大きな違いになってでてきたものと理解しています」

××テレビ「患者のプライバシーの問題もあると思いますが，こちらの病院に搬入された方については氏名を公表していただけるのでしょうか？」

中島「もちろん，これだけの大災害ですから，どの方がこちらに搬入されたのか，どの方が亡くなったのかに関しては，皆さんを通じて広く公表する必要があると考えています．現在，別室で直接来院された御家族に，搬入患者の氏名をお知らせしています．その後で，あくまでもわかっている範囲ではございますが，皆さんにも情報提供ができるかと思います」

　このあたりになってくると，いろいろな質問も先回りして読むことができ，断言を避けつつも相手のニーズに合わせた説明も可能になってきました．つまり，マスコミは決してわれわれの診療の不備を糾弾しようとしているのではなく，ニュース番組や新聞記事をつくるために必要な情報を求めているのです．どうやら，マスコミに対して適度の敬意を払いつつ，決して保身に走っているという印象を与えない，というのが重要なポイントのようでした．

○○新聞「私どもが取材したところでは，死亡患者のなかには病院に到着した段階では脈があった人もいたということですが，国民の健康を預かるはずの公的病院として，このような事態をどのように考えるのですか！」

中島「確かに来院後に亡くなった患者さんもおられるという報告を受けております．医学的にみてその方が救命可能であったのかを含めて，個々の患者さんに関して適切な治療がなされたのか否かに関して，今後，詳しく検証していく必要があると感じております」

××テレビ「病院にやってきた家族や関係者に対しては何の情報も与えられず，病院側はただ待っていてくれ，という説明をくり返しただけだとか，治療を必要とする人が床の上に放置されていたいう不満が上がっていますが，このような家族の声にどのようにお答えになるつもりでしょうか」

中島「そのような声があるのも当然かと思います．われわれにとって最優先事項はもちろん患者さんの診断・治療でありますが，家族・関係者あるいはメディアに対する説明もその次に大切なことであると位置付けております．そのようなわけで，ある程度情報がまとまり次第，御家族に状況説明をしようということで，1カ所にお集まりいただいていたわけです．現在，この記者会見と並行して，他の部屋を使って家族・関係者への情報提供を行っているところです．また，個々の事例につきましては，具体的に御指摘いただければ，真摯に受け止め，今後の反省材料とさせていただきたいと思います」

　ここまで来ると，もう「どっからでもかかって来なさい」状況です．

司会者「これで最後の質問にさせていただきたいと思います．どなたかありますか？」
××テレビ「午前10時過ぎより記者会見を行うとのことで，われわれは午前10時前からこの部屋で待っていたわけですが，何の説明もないまま，午前11時まで待たされたわけですよね．治療が大変であるのもよくわかるのですが，われわれも全国の視聴者にニュースを流すという使命があるのですから，もうちょっと何とかならなかったのでしょうか？」
中島「誠に申し訳ございません．私どももマスコミの使命の重要性というのは重々承知しております．私は，医療機関とマスコミは決して対立するものではなく，ともに手を携えて地域医療のために頑張るパートナーであると考えております」

　このセリフが結構ウケたようで，観客席全体に笑い声がひろがりました．こうなると私の方もつい調子に乗ってしまいます．

中島「一刻も早い報道をしていただくつもりで午前10時から記者会見を予定しておったのですが，御覧の通りの大混乱で，10時のつもりが10時半になり，10時半のつもりがいつしか現在になってしまったようなわけです．ですから予定通りに記者会見をはじめることができなかったのは，むしろ私どもの誠意が空回りしてしまったと，そのように御理解いただければ幸いかと思います」

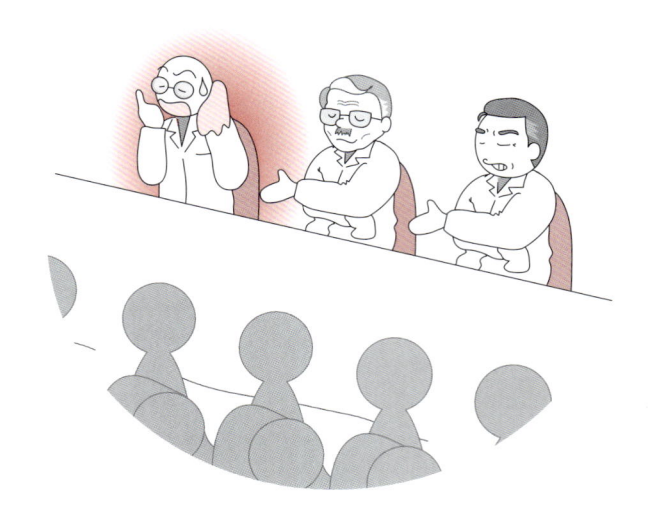

観客席の方は大爆笑とともに拍手喝采でした．

というわけで，災害訓練そのものはともかく，記者会見の方は無事乗り切ることができました．考えてみれば，記者会見というのは，日常，われわれのやっているムンテラの延長線上にあるともいえるわけですね．

❖ 魂を抜かれた一日が終わり…

何とか終了したとはいえ，私にとっては魂を抜かれてしまうような大変な災害訓練でありました．椅子にへたりこんで呆然としていると，遠くの方からか訓練終了を告げる院長の挨拶が聞こえてきました．

院長「えー…，今回の災害訓練は休日にもかかわらず大勢の人に参加していただき，本当にありがとうございました．特に，附属看護学校3年生の皆さんには，小雨の降るなか，患者役として，あるいは友人役として迫真の演技で頑張っていただき，心から感謝しております．いよいよ明後日は看護学校の卒業式ですが，今回の災害訓練を当院でのいい思い出として，卒業後はそれぞれに活躍されることをお祈りしています…」

窓の外はいつのまにか雨がやんでおり，春らしい光に包まれていました．

第2章 手術・手技・訓練 ③ 訓練

災害訓練

その3　災害訓練再び その1

部長「中島先生は今年は赤ゾーンの責任者みたいよ」
中島「ええっ！ 去年はトリアージポスト，その前は災害対策本部長役にあたってエライ目に遭わされたんですけど…．今年も大役じゃないですか」
部長「まあ，それだけ期待されてるってことじゃないの？」
中島「というより，僕が調子乗りってのがバレてるんでしょうね，きっと」

　私の勤務している病院では1年に1回，年の初めに災害訓練というものが行われます．これは地震や大規模な交通事故を想定した実戦さながらのもので，受傷した被災者（＝患者）に扮した看護学生さんたちがどんどん搬入されてきます．実際に災害訓練用のメーキャップというものがあり，折れた肋骨がむき出しになったり，顔が煤だらけになった赤ちゃんが母親に抱かれていたり，それはそれはリアルなものです．御丁寧なことに友人や家族の役までつくってあって，この人たちが「早く何とかしてください！」と騒いで診療の邪魔をする，という凝った仕掛けまでありました．

　思い起こせば，突然の指名によって災害対策本部長役をやることになり，ひたすら右往左往していたのが，平成15年の災害訓練です〔このときの様子は第2章③その1，2「魂を抜かれた災害訓練」（p148～p156）をご参照下さい〕．とはいえ，災害訓練も3回目となると，多少は慣れてきたような気がします．そこで，今回はトリアージポストと赤ゾーンの仕事について皆さんに紹介しましょう．

❖ 訓練前に，基本を確認

　まず，基本的な知識として世界共通の大災害のときの受傷者受け入れの手順です．

多数の受傷者の受け入れを行う際には，その受傷者を重症度に応じて緑，黄，赤，黒ゾーンに振り分け，対応します〔第2章③その1「魂を抜かれた災害訓練 その1」（p148〜p152）も参照のこと〕．

❖ 実際の訓練では

さて，災害訓練のシナリオでは1時間のうちに約50名が搬入されることになっています．最初のうちは軽症者が歩いてたくさんやってくるのですが，次第に担架で友人たちに搬入される重症者が増えてきて，その後は大混乱となるのがいつものパターンだそうです．

これに対し，トリアージポストでやることは

①トリアージポストの設営
②トリアージタッグの準備
③トリアージ

ということになります．順に説明しましょう．

1．トリアージポストの設営

まずトリアージポストの設営ですが，最低限，書き物をするための机と椅子があれば可能です．また，**トリアージポストを建物の外に設営し，行き先のゾーンが決まった赤と黄の患者さんから順に建物の中に入れる**，という形にするとスムーズにいきました．

とはいえ，実際の訓練になると緊張してしまい，「地震がくるとわかっているんだったら，何であらかじめ机と椅子を用意していなかったんですか！」と真剣に怒り出す医師もいました．

2．トリアージタッグの準備

次にトリアージタッグを準備しなくてはなりません．これは災害専用のタッグで，名前，性別，年齢と暫定的な診断を記入して患者さんの四肢につけます．このタッグの優れているのは，一部を切り取れば赤や黄色などが先端にくるようにつくってあり，一目でその人の重症度がわかるようになっているということです（図）．

3．トリアージ

　そしてトリアージ行為そのものです．次々に搬入される患者を診察して重症度を判断し，どのゾーンに送るかを決めなくてはならないので，よほど高度な医学的知識が必要とされそうですが，案外，そうでもありません．というのは，いちいち「腹腔内臓器損傷」だとか「頭蓋内血腫の疑い」だとか診察していたら，いくら時間があっても足りないからです．というわけで，トリアージのやり方というのは極度に簡素化されており，呼吸，循環，意識の3つを決められた手順でチェックして，機械的に振り分けるだけです．今回の災害訓練のときにわれわれがやったのはSTART方式（simple triage and rapid treatment）というもので，

Step 1：呼吸
- 気道開放後，呼吸がなければ死亡と判断 → 黒ゾーン
- 呼吸回数が30回/分以上であれば，呼吸障害があると判断 → 赤ゾーンへ
- 呼吸回数が30回/分未満 → Step 2 へ

Step 2：循環
持続する外出血は止血する
そして，爪床圧迫後充血回復時間をみる
- 2秒以上なら循環不全があると判断 → 赤ゾーンへ
- 2秒未満 → Step 3 へ

※アメリカのテレビドラマ「ER」で，患者の指を押したナースが「Capillary refill's bad.（毛細血管充血回復が悪いわ！）」と叫ぶ場面がありました

Step 3：意識
離握手などの命令に対する反応をみる
- 反応が不適切なら意識障害があると判断 → 赤ゾーンへ
- 反応が適切で歩行不能 → 黄ゾーンへ
- 反応が適切で歩行可能 → 緑ゾーンへ

というだけのことでした．トリアージのやり方については，START方式の他にもいろいろな流派があるようです．

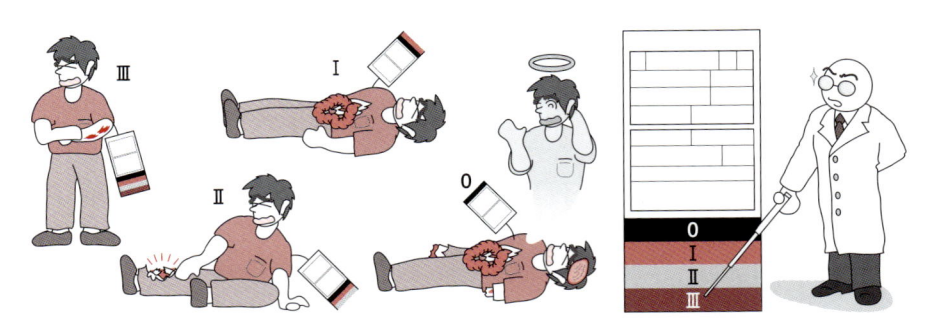

図　図解で明解！　トリアージタッグ

　簡単とはいうものの，実際にトリアージをやってみると思わぬ混乱が起こってしまいました．

> ① 付き添いの家族や友人が「早くみてください．何とかしてください！」などと騒ぎたてる
> ② トリアージポストで列をつくっている人の後ろに，明らかに重症の人が並ばされることがある
> ③ 何しろ負傷者の数が多い

などです．
　これに対して，最初のうちこそ「ちゃんと列をつくってくださ〜い．順番を守りましょう！」「かすり傷などは怪我のうちに入りませ〜ん！」などとやるのですが，当然ながら誰も言うことをきいてくれません．そもそも，人間はやることがないから騒ぐのであって，ちゃんと仕事を与えてあげれば指示に従ってくれます．つまり，付き添いの人にトリアージタッグを渡して名前や年齢を記入してもらうようにすればいいわけです．「○○ちゃんが，転んで膝をすりむいたんです．早く何とかしてください！」と言われたら，「なにっ，転んで膝をすりむいた！　それは大変．すぐにこのトリアージタッグに名前，性別，年齢を書いてくれ！」と答えればよろしい．とりあえず，皆，一生懸命に名前を書いてくれます．トリアージタッグの記入が終わった順に軽く診察して，どんどん緑ゾーンに送り込みましょう．
　その一方でトリアージ待ちで騒いでいる人たちの後ろで腹から腸をは

み出させた人が静かに横たわっていることもあります．大災害ならではの光景ですね．こんな人は重症に決まっているので，ちょっと出張してトリアージタッグを付けて名前を記入してあげ，すぐに赤ゾーンに振ってしまうのがよいでしょう．

　さらに**トリアージポストを複数にする，遊軍をつくって人手不足の所を応援する**，なども混乱を避ける知恵だと思います．実際のところ，トリアージそのものは機械的なので，診療補助をしている看護師さんたちも途中でSTART方式のやり方を覚えてしまったぐらいです．

（次項「災害訓練再び その2」に続く）

第2章 手術・手技・訓練 ③ 訓練　　　災害訓練

その4　災害訓練再び その2

【「災害訓練再びその1」のあらすじ】
　災害発生時には多数の負傷者を受け入れる必要がある．つまり，災害対策本部を立ち上げ，トリアージポスト（重症度を判定して患者を振り分ける），赤ゾーン（重症者用），黄ゾーン（中等症者用），緑ゾーン（軽症者用）および黒ゾーン（死亡者用）を設営する．前項はトリアージポストの設営とトリアージの実際について紹介したので，本項は赤ゾーンの診療について紹介する．

　本項は赤ゾーンの仕事について紹介しましょう．トリアージポストから送られてくるのは，呼吸，循環，意識のいずれかに問題のある重症患者です．これに対して救命のために必要最低限の診療を行って入院させるということが求められます．今年の災害訓練では近畿地方のいろいろな病院から見学に来た人たちが，大勢参加してくれたので，人数的には余裕がありました．

参加医師A「胸部を強く打って呼吸困難になっています．気胸の疑いがあるのでX線を撮りたいのですが…」
中島「呼吸音はどうですか？」
参加医師A「あっ！ 聴いていません」
中島「この状況でX線の撮影は無理でしょう．呼吸音で判断して胸腔ドレーンを留置してください」
参加医師A「わかりました」
中島「新しい患者さんが搬入されましたよ！ 先生方のうちの一人はこちらの方をみてください」
参加医師B「ストレッチャーから診察台に移しますか？」
中島「いえ，後の移動を考えたらストレッチャーのままで診た方がいいでしょう」
参加医師B「血圧が低いし，痛がっている部位から考えると，どうも骨盤骨折じゃないかと思うんですけど」
中島「わかりました．すぐにルートをとって点滴を全開で落としながら入

院させてください．できたらICUにお願いします」

このように書くと，いかにも私がテキパキと捌いているように聞こえるかもしれません．でも，責任者というのは口で指示しているだけなので，かえって楽だともいえます．

さて，赤ゾーンでは診断＋2次トリアージ＋治療ということになります．治療についていえば，原則として3つの処置しか行わないことになっています．つまり

> ① 胸腔ドレーンの留置
> ② ルート作成＋輸液
> ③ 酸素投与

です．

胸腔ドレーンの留置について

ここで特に大切なのが①の「胸腔ドレーンの留置」になります．というのは，外傷のときに「アッという間」に勝負がついてしまう重要臓器が胸部に集中しているからです．いわゆる「TAFな3X」と呼ばれるもので，

> ・T：心タンポナーデ（cardiac tamponade）
> ・A：気道閉塞（airway obstruction）
> ・F：フレイルチェスト（flail chest）
> ・3X：緊張性気胸（tension pneumothorax），大量血胸（massive hemothorax），開放性気胸（open pneumothorax）

というものです[1, 2]．この「3X」に対してすかさず胸腔ドレーンを留置できるか否かで患者さんの運命が180°変わってしまうのです．

ちなみに「TAFな3X」のTAFの方に対する治療は

> ・心タンポナーデ：心嚢穿刺または心嚢開窓
> ・気道閉塞：気管挿管または気管切開
> ・フレイルチェスト：気管挿管＋陽圧呼吸

となるようです[3]．とはいえ，大混乱のなかで心嚢穿刺や心嚢開窓をやるのは考えただけでも難しそうですね．

また，とりあえずの応急処置として覚えておいた方がよいのは，

- 緊張性気胸：鎖骨中線第2肋間への大口径針穿刺
- フレイルチェスト：フレイルセグメントに対する圧迫固定
- 開放性気胸：3辺テーピング法

ぐらいでしょうか[4]（図）．

❖ ルート作成＋輸液 について

②の「ルート作成＋輸液」というのは，主として循環不全の患者さんに対して行う治療です．つまり，腹腔内出血だろうが，骨盤骨折だろうが，熱傷だろうが，直面する生命の危機というのは循環血液量の減少によってもたらされているわけです．これに対し，「とにかく大量輸液で循環血液量を増やして血圧を回復させ，時間を稼ごう」というのが「ルート作成＋輸液」の考え方です．ここで大量輸液によって循環不全から回復させることができれば，手術などの根治的治療のチャンスが出てきます．逆に循環不全が続くようであれば，あきらめざるを得ません．

というわけで赤ゾーンで13～4名の患者さんの処置を行ったところで訓練が終了となりました．今年は赤ゾーンに私を含めて5名の医師とそれ以上の数の看護師が割り当てられていたので，最大で4列並行して処置を行い，何とかこなすことができました．いつもながら大変な訓練ですが，終わってみると，初対面の人間同士で不思議な連帯感が生じていました．

❖ 訓練を終えて…

最後に参加者，見学者全員が講堂に集まって，恒例の講評を行いました．ここで参加者や評価者からいろいろな意見が出たのですが，印象に残ったものをいくつか紹介します．

評価者C「各ゾーンの責任者がPHSで連絡を受けたときにですねえ，それを周囲の人たちにもう1度説明するのはどうみても無駄だと思うんですよ．相手が言ったことを『はい，○○ですね．はい，××ですね』とその場で

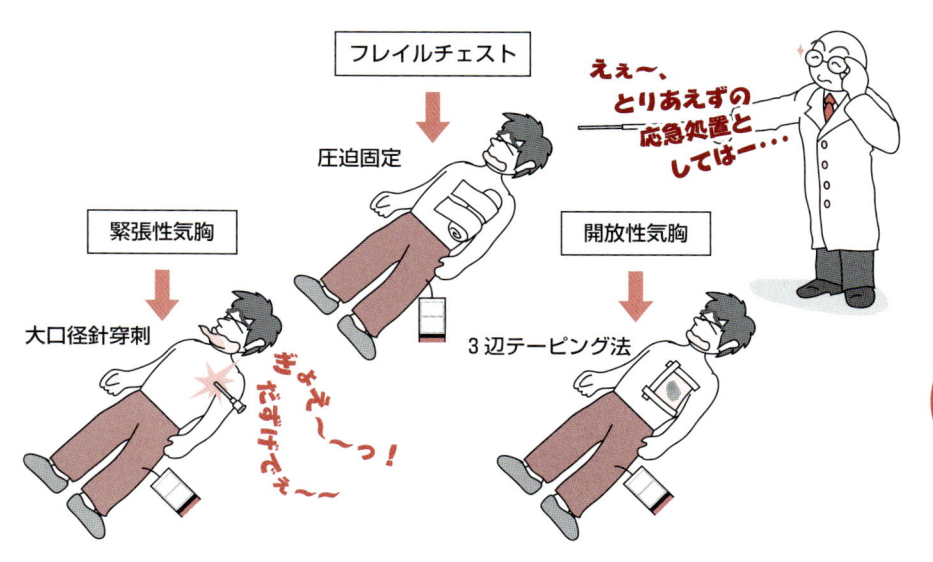

図　必修！ 応急処置の3つの基本

復唱するようにすれば，改めて周囲の人たちに説明する手間が省けるんじゃないでしょうか」

評価者D「私は黒ゾーンの評価を担当していたんですが…．やはり患者さんが亡くなったということを認めることのできない御家族もいらっしゃるんですね．そのときに『トリアージポストで死亡と判断したから，この方は死亡です』と言うのではあまりにも冷たい気がします．こんなときは黒ゾーンでももう1度，生きているか死んでいるかの確認をしてあげてほしいと思います」

患者役E「私は赤ゾーンで気胸と診断されて，胸腔ドレーンと酸素，点滴という処置をしていただきました．ただ，何のためにどのような処置をするのか，誰も何も言ってくれないままに処置されてしまってですね．あの，意識ははっきりしているんですから，少しは説明してくれてもよかったのでは…」

緑ゾーン責任者「僕は災害訓練というものは，生まれて初めての経験で….

何が何だかさっぱりわからなくて，本当に皆さんに迷惑をかけてしまいました．どうもすみませんでした」

災害訓練シナリオ作成者「今回の想定は1時間の間に43名の負傷者が搬入されるというものでしたが，受け入れ側の人数にも余裕があったので，非常にスムーズにいきました．ただ，本当に大災害が起こった場合，搬入される人数は1時間あたり1,000人に達すると言われています．そうなった場合はおそらく今回のようにスムーズに行くとは思えません…」

本当に大災害は起こってほしくないですね．

最後に1句

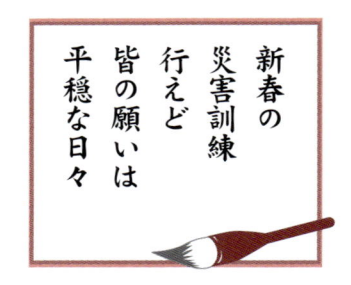

> 新春の
> 災害訓練
> 行えど
> 皆の願いは
> 平穏な日々

＜参考文献＞
1）林　寛之：外傷初期診療のABCとは何か？「救急総合診療 Basic 20 問」（箕輪良行，林　寛之 編），pp142-150，医学書院，2000
2）箕輪良行：JATEC/PTLS．レジデントノート，5（10）：60-72，2004
3）胸部外傷．「外傷初期診療ガイドライン JATEC」（日本外傷学会・日本救急医学会 監修，日本外傷学会外傷研修コース開発委員会 編），pp69-93，へるす出版，2005
4）大友康裕：胸部外傷．「外傷病院前救護ガイドライン JPTEC」（JPTEC協議会テキスト編集委員会 編著），pp73-82，プラネット，2005

第3章 プレゼンテーション・コミュニケーション

① 診療録 　　　　　　　　　　168
② プレゼンテーション　　　　　179
③ 論文 　　　　　　　　　　　189
④ 教育・人間ドラマ　　　　　　205

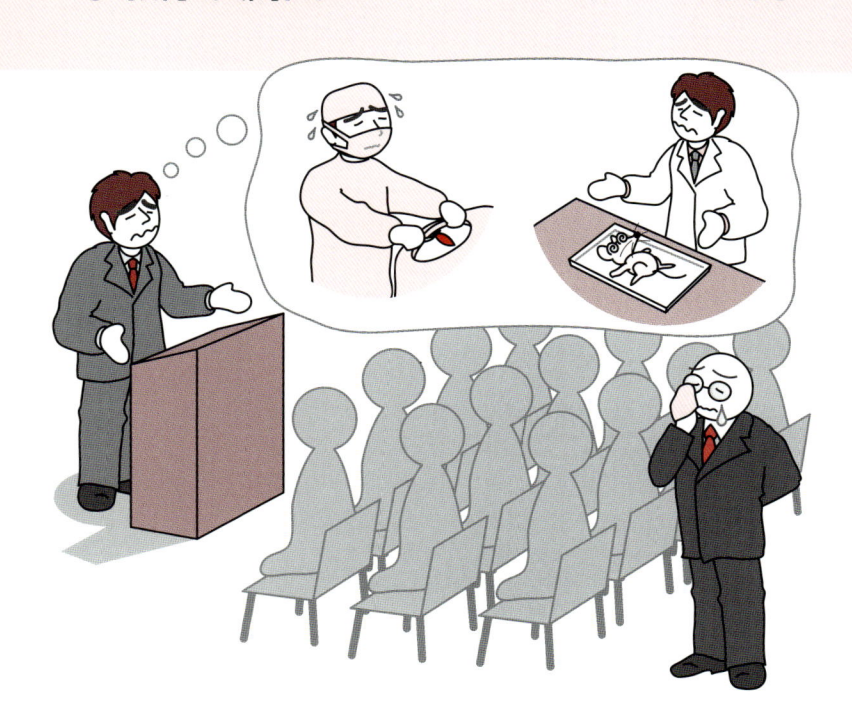

第3章 プレゼンテーション・コミュニケーション ① 診療録

診療録記載

その1 キチンと区別，事実と推測

　遠い昔のこと．大学の駐車場にとめていた妻の車に乗ろうとしたとき，左側のフェンダーがへこんでいるのに気がつきました．どうやら他の車に当て逃げされたみたいです．怒り狂う妻を連れていったのは地元の警察署でした．大学構内とはいえ，事故は届ける必要があります．
　警察署の大部屋の中はオツムの弱そうな人やら乱暴者やらでごった返していました．
　「これは大変な所に来てしまったわい」と思わず腰がひけそうになりましたが，勇気をふるって制服の人に用件を告げました．すると「強行犯係」とかいう看板の下で怒鳴っていたオッサンがやってきて，そこら辺の机に私たちを座らせ，面倒くさそうに調書をとりはじめたのです．

妻　「私の左にあった車が出るときに当て逃げしたのよ！」
刑事「隣の車が当てたって言うけど，オタク，それ見てたんでっか？」
妻　「見たわけじゃないけど，そうに決まってるわ」
刑事「ほんなら，オタクが『当てた』っていうのは事実やなくて，推測でんな」

　そう言って刑事さんは，
「私が駐車場に車をとめたとき，左隣には緑色のワゴン車が駐車していました」と調書に記入しました．

　確かに事実は「左隣には緑色のワゴン車が駐車していた」ということであり，「左隣のワゴン車が当てた」というのは推測に違いありません．「事実」と「推測」を厳然と分ける刑事さんの姿勢に，私は思わず感心してしまいました．

❖ 診療録記載の基本，SOAP

　このようなことはわれわれが診療録を書くときにも意識しておく必要があるのではないかと思います．というのは，通常，人がしゃべるとき

には事実と推測と感情がごちゃまぜになっており，これをそのまま記載してしまうと，わけのわからないものができてしまうからです．特に「事実」と「頭のなかで考えたこと」をきちんと区別することからはじめるのは，医療でも犯罪でも万事共通のことに違いありません．

その目で診療録記載の基本であるS（subjective data：主観的データ），O（objective data：客観的データ），A（assessment：評価），P（plan：計画）を見ると，実によくできているなあと感心させられます．つまり前半のSとOは「事実」の部分であり，後半のAとPの部分は「頭のなかで考えたこと」の部分になっているわけです．そして同じ「事実」といっても患者さんや御家族の言うことは曖昧であったり大袈裟であったりするので主観的事実としてSに分類します．一方，診察や採血の結果得られたデータというのは誰にとっても同じものなので，客観的事実としてOに分類するのです．

私自身，「事実」と「頭のなかで考えたこと」を意識して診療録を書くようになってから，一皮剥けたような気がします．以前はSOAPに関係なく，思いついたことを順にダラダラと書いていたのですが，こうすると後で苦労するわけですね．カンファレンスや学会の準備のために診療録を読み返してみても「何があって，どう考えて，何をしたのか」ということがサッパリわからないのです．書いた本人がわからないのだから，他人が読んでわかるはずもありません．というわけで，今はもっぱらSOAPで書くように心掛けています．

❖ 頭のなかで考えたことを記録する

さて，「頭のなかで考えたこと」についてはA「こう考えて」，P「こう計画した」となります．私のように古い教育を受けた人間はつい，「こう考えて」の部分が「こう診断して」であり，「こう計画した」の部分が「こう治療した」と思ってしまいがちですが，これは微妙にズレています．残念ながら「A＝診断．黙って座ればピタリと当たる」という簡単なものではなく，現実の患者さんというのは複数の疾患をもち，それ以上の数の問題を抱えている高齢者が大半です．というわけで，まず，SとOをもとにして問題点を抽出し，整理しなくてはなりません．さらに，それらの問題点を解決するための計画がPにくるわけです．

もちろん計画を立てるためには，個々の問題点ごとに解決策とその得失を考え，また複数の問題点の間で優先順位をつけて「あちらを立てればこちらが立たず」と悩むのが普通です．それらの「ああでもない，こうでもない」についてもAの部分に記録しておくことが大切だと私は思います．

　というのは，治療の結果が悪かった場合，主治医は「お前は何を考えとったんや！」と非難されてしまうのですが，そのときに「いや，私は問題点の#1，#2，#3のそれぞれについて優先順位と得失を…のように評価して，○○を立てれば××が立たず，△△でもない◇◇でもない，と考えて診療計画を作成しました」と具体的に答えれば，「なるほど，わかった．もうエエ」と納得してもらえます．このへんの「ああでもない，こうでもない」は，考えたときにその場で記録しておかないと，後で思い出すことは絶対にできません．

　そしてAの次はPになります．この部分はあくまでも計画であって実施ではありません．ですから「治療した」のではなく「治療計画を立てた」というのが正しいのです．つまり

> A：慢性硬膜下血腫
> P：穿頭手術を施行した

ではなく，

> A：慢性硬膜下血腫
> P：穿頭手術を計画した

となるべきです．

　また，計画を立てるのは治療のためだけではなく，診断のための計画ということもあります．たとえば

> A：髄膜炎の可能性あり
> P：腰椎穿刺を計画した

ということも考えられます．

❖ 実施記録はどうすればいい？！

　ここで1つの問題として「なるほどSOAPで計画する，そこまではいいでしょう．でも実施記録はどこに書くのですか？」という当然の疑問

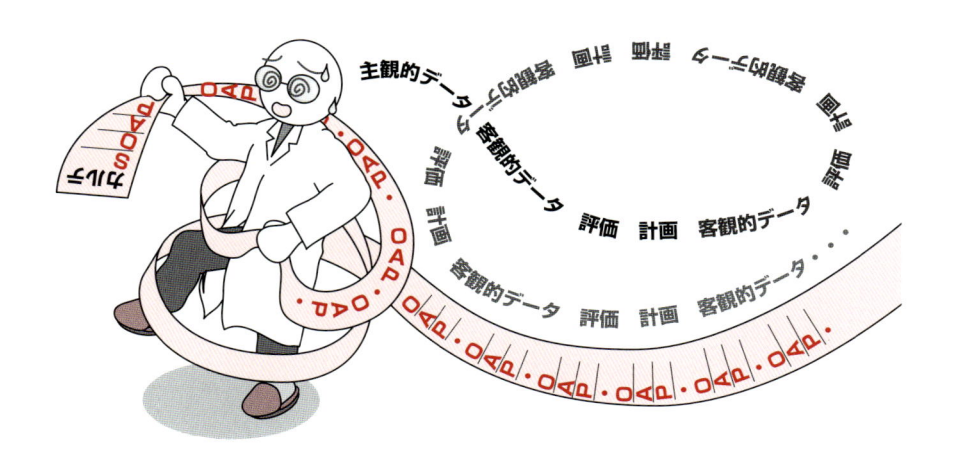

が出てきます．私も以前，この疑問にとりつかれていろいろと調べたことがあります．残念ながら，この疑問に答えてくれる日本語の教科書をみつけることはできませんでした．ようやくみつけたのが看護師さん向けの英語の教科書です[1]．なんとSOAPだけでは足りなくなったのか，さまざまな流派がいろいろな項目を工夫しています．その最たるものはSOAPIERというもので，

> S：subjective data（主観的データ）
> O：objective data（客観的データ）
> A：assessment（評価）
> P：plan（計画）
> I：intervention（介入）
> E：evaluation（評価）
> R：revision（修正）

となっていました．

これであれば，実施記録はIの部分に書くことができ，その結果どうなったかはEの部分に書くことができます．これは便利じゃわい，と思ってしばらく診療録を書くときに愛用していたのですが，

❶ なにしろ複雑で面倒
❷ この方式はこの流派だけのものであり，汎用性がない．当然，だれも理解してくれない

という問題が出てきました．というわけで，SOAPに戻ったのですが，

いまだに実施記録をどう書けばいいのかは不明のままです．結局，「穿頭手術を行った」「腰椎穿刺を行った」というのは客観的事実には違いないのでOの部分に書くことにしました．

同じような理由からevaluationはAの部分に，revisionはPの部分に書くこととし，SOAPIERはSOAP・OAP・OAP…となりました．たぶん，英語の世界ではassessmentとevaluationの間には厳密な違いがあるのでしょうが，日本語にすればどちらも「評価」になってしまいます．

ま，こんなものかもしれませんね．

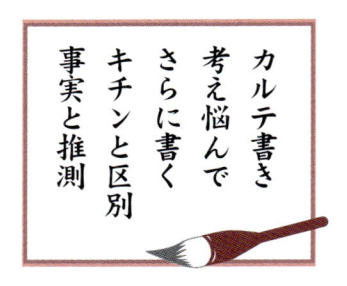

> カルテ書き
> 考え悩んで
> さらに書く
> キチンと区別
> 事実と推測

<参考文献>
1）Cahill, M. et al. : Problem-oriented medical record system. Mastering documentation. pp71-74, Springhouse, Pennsylvania, 1999

第3章 プレゼンテーション・コミュニケーション　① 診療録　【診療録記載，プレゼン】

その2　知識を蓄え，ロジック鍛えよ

　ある日，入院患者さんについて，詰所のなかで研修医の先生から報告を受けていたときのことです．

研修医「あの患者さんなんですけど，眼科受診で待っているときに寒かったので風邪をひいたって言うんですよ」
中島「あらま」
研修医「それに，皮膚に湿疹ができたんで薬を出してくれって言われてるんです．なんか不定愁訴の多い人なんですよね」
中島「不定愁訴ってか…．先生ぐらいの年であまり『不定愁訴』って言葉は使わん方がエエぞ」

　こう言ったとたん，詰所のあちこちから笑い声が聴こえてきました．どうやら看護師さんたちがわれわれの会話を聞くともなしに聞いていたようです．皆さん，私の言ったことに「大賛成！」というニュアンスだったので，これに意を強くした私は研修医の先生に説教してやることにしました．

中島「まあ，何でもかんでも『不定愁訴』で片付けたら楽やけどな．患者さんが『風邪をひいた』って言うんやったら，ちゃんと診察してどんな風邪なのか，診断してあげるべきやろ」
研修医「風邪を診断するってどういうことですか？」
中島「う〜ん，アメリカ内科学会はいわゆる『風邪症候群』を4つに分類しとるぞ」
研修医「ホンマですか！」
中島「むはは，レジデントノートの受け売りやけどな[1]」
研修医「僕は知りませんでした」
中島「それに皮疹まで不定愁訴って決めつけられたら気の毒すぎるで」
研修医「確かにそうですね」
中島「せめて感染かアレルギーかぐらいの見当はつけてあげたらエエのと違うか」

研修医「おっしゃるとおりです」
中島「とにかく先生には卒後10年間，『不定愁訴』という言葉は『使用禁』にしておこう．ホントはそれが実力をつけるコツなんや」
研修医「わ，わかりました！」

　いうまでもなく日常診療には不確定要素がたくさんあり，予測不能なことや分類不可能なことに満ちています．ですから，私自身も「不定愁訴」という言葉を愛用してきました．ところが，「不定愁訴」で片付けていた症状が，実は「自分が知らなかっただけで，本当は立派な疾患であった」ということを何回も経験することがあり，徐々に自分の勉強不足を思い知らされるようになったのです．

　またわれわれの実践している西洋医学というのは，「真実に至るためのロジックを大切にする」ということで成り立ってきた学問です．「偶然」という言葉を用いる場合ですら，その発生確率が論じられます．ですから何か医学的な発言をする場合には，そいつが事実なのか，根拠にもとづいた判断なのか，それとも直観や印象なのか，ということは常に意識されなくてはなりません．逆に**ロジックを明確にする**という点こそが怪し気な民間療法や医療モドキと違うところでもあります．

　ということで，私たちが研修医に期待することは，「知識を蓄え，ロジックを鍛える」ということになります．では具体的にどのようにすればいいのでしょうか？　私は「知識を蓄える」ということに関しては「input＝聴く，読む」と考え，「ロジックを鍛える」ということに関しては「output＝書く，話す」と分けると理解しやすいと思います．

❖ まずinputのうち「聴く」ということについて

　研修医からよく聞く不平不満の１つに「指導医の先生によって言うことが違う」ということがあります．確かに○○先生が「Ａという薬を使え」と言い，××先生が「Ｂという薬を使え」と言う，というのは日常茶飯事です．そればかりか，××先生が「Ａという薬はクソだ，使ってはならん！」と言うことすらあり，研修医の頭のなかは大混乱です．「いっそのこと○○先生と××先生で話し合って結論を出してくれればその通りにするものを…」と思うのはこんなときでしょう．

でも，○○先生と××先生が紳士的な議論を尽くすということは決してありません．残念ながらそれが現実というものです．私が研修医をしていた20年前もそうでした．おそらく2000年前，医聖ヒポクラテスの時代から同じことのくり返しだったと思います．
　ということで対策を考えましょう．

> ・指導医の言うことが正しいとは限らない
> ・指導医の言うことの根拠を尋ねよう．案外，××先生はＡという薬の担当MRさんが嫌いなだけなのかもしれない
> ・とはいえ，新しいことを学ぶには指導医に教えを乞うのが一番簡単

要するに，初心者は上手に指導医を利用するべきなんですね．

❀ 次にinputのなかで「読む」ということについて

> ・教科書によって書いていることが違う
> ・教科書が常に正しいとは限らない

というのも事実です．しかし，教科書間のバラツキは指導医間のバラツキほど大きくはなく，あまり致命的な間違いもありません．ということで「**手ほどきは指導医に，知識の確認は教科書で**」という方法が正しいと思います．
　ただ，読みやすいか読みにくいかという点については，教科書の間には大きな差があります．言葉を変えれば「自分との相性」です．本当に気に入った教科書に巡り会うためには，かなりの経済的投資が必要だというのが私の実感です．

❀ その次はoutputのうち「書く」ということについて

　研修医がロジックを鍛える最も簡単な方法が診療録書きです．自分がどのようなロジックでどのような判断を行ったのか，他人が読んで理解できるように書かなくてはなりません．とはいえ，いちいち人に確認するわけにもいかないので，「３カ月後の自分が読んでロジックを追えるのか？」ということを目安にするべきでしょう．逆に言えば，３カ月前に自分が書いた診療録を読んでロジックを追うことができなければ，その記載内容は失格ということになります．かくいう私自身，数カ月前

プレゼンテーション三種の神器

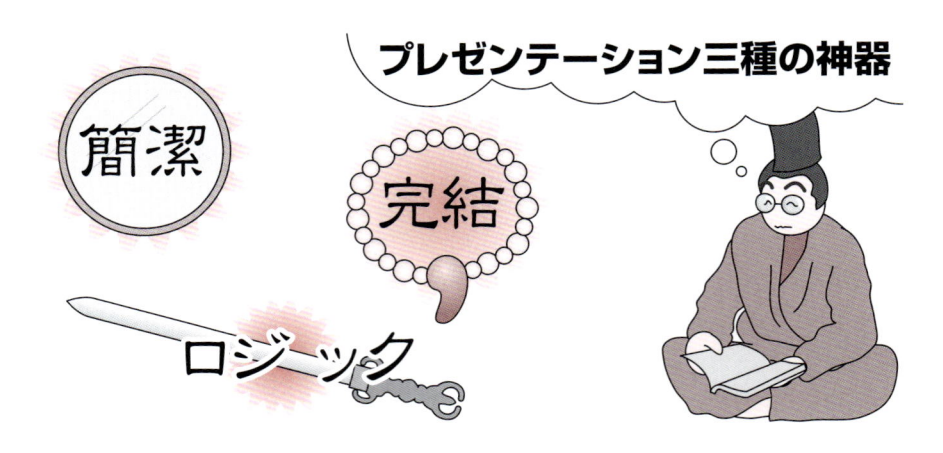

簡潔
完結
ロジック

の自分の診療録記載を読んでは「なんじゃこりゃあ！」と呆れ返る毎日です．

さて，診療録を書くときの簡単で効果的な心掛けを3つ紹介しましょう．

- 「事実」と「頭のなかで考えたこと」を区別して記述する
- 「体言止め」や「〜か？」という記述を避ける
- 「不定愁訴」という言葉を禁じ手にする

御存知のようにSOAP方式で診療録を記載する場合，事実はS（subjective data：主観的データ）とO（objective data：客観的データ）の部分に書き，頭のなかで考えたことはA（assessment：評価）とP（plan：計画）の部分に書かなくてはなりません．そして頭のなかで考えたことについても，それなりの根拠にもとづいた判断であるのか，単なる直観や印象なのか，について明確に区別して記載しなくてはなりません．

また，いわゆる「体言止め」という曖昧な記述も避けましょう．たとえば「血管奇形の可能性があるので頭部MRI」と書いてあっても，それが「MRI検査を計画した」のか「MRI検査を施行した」のか，さっぱりわかりません．同じことが「〜か？」についても言えます．はなはだ便利な書き方ではありますが「〜の可能性が高い」のか「〜の可能性もゼロではない」のか，これまた3カ月後の自分が見てもさっぱりわかりません．

「不定愁訴」という言葉を含めて，曖昧な記述を明確な記述に替える努力を行い，その作業を通じて，自分がいい加減に済ませていたことをはっきりさせましょう．そのためにはフィルムを見直したり，検査結果を確認したり，教科書で勉強し直さなくてはなりませんが，その努力が報われる日は必ずやってきます．

❖ 最後にoutputのなかでも「話す」ということについて

私がアメリカに研究留学していた頃，医学と英語の勉強を兼ねて，毎週行われる放射線カンファレンスに出席していました．個々の症例について，フィルムを見る前にレジデントが紹介するのですが，これが上手い！わずか1行でスパッとプレゼンテーションするのです．

たとえば

> ・ドクター△△は当病院でリサーチをしている42歳の韓国人内科医ですが，土曜日の夜に発症した左片麻痺のため救急室に搬入されました

という調子です．その後に血圧が高かったとか腎臓が悪かったとかいう議論が続くのですが，とにかくダラダラとした印象が全くありません．全員があまりにも鮮やかにプレゼンテーションするので「あらかじめ綿密なメモでもつくっているのか」と思ったぐらいですが，どうやらメモは彼らの頭のなかだけのようでした．

これに比べると，日本の研修医やレジデントのプレゼンテーションの特徴は

・簡潔でない
・ロジックが曖昧
・完結しない

という三重苦です．残念ながら「研修医がプレゼンテーションの途中で指導医の助けを求めて視線を宙に彷徨わせる」という光景は見慣れたものになってしまいました．

でもこれではいけません．もちろん「簡潔，ロジック，完結」の3拍子揃えば申し分ありませんが，せめて「簡潔と完結」だけはできるようにしましょう．これらは訓練というよりも心掛けの問題です．逆にいえば，2つの「カンケツ」を実行するだけで「デキる研修医」とい

う印象を与えることができます．

　というわけで，研修医が自分で自分の実力を向上させるヒントを述べました．皆さんの参考になれば幸いです．
　最後に1句

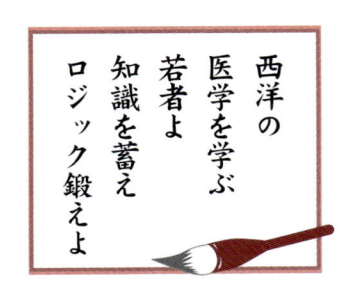

> 西洋の
> 医学を学ぶ
> 若者よ
> 知識を蓄え
> ロジック鍛えよ

＜参考文献＞
1）田坂佳千："かぜ"は単なるウイルス感染？レジデントノート，7（10）：1356-1360，2006

第3章 プレゼンテーション・コミュニケーション　② プレゼンテーション　　学会発表

その1　学会発表をのりきるコツ

　先日，名古屋と東京で2週連続で学会に出席しました．一方は脳神経外科，もう一方は救急の分野で，日常診療の合間に3つの演題の準備をしなくてはならず，忙しい日々が続きましたが，何とか大過なく終えることができました．

　考えてみれば私が最初の学会発表を行ったのは，卒後1年目，麻酔科の研修医の時代ですから，随分昔のことになります．以来，やらなくていい失敗をたくさんやってきました．
　最初の学会発表ではスライドを病院に忘れてきたのに気がつき，途中でとりに戻る羽目になりました．上の先生が座長に頼み込んでくれたので，何とか最後に発表させてもらうことができました．
　次の学会では周囲の皆がスーツ姿のなか，1人だけセーターを着て演壇に立ち，あとで偉い先生から，
　「中島君，学会に出席するときはネクタイをするものだよ」と注意されてしまいました．
　その次の学会ではフロアからの
　「先生はドーパミンを治療に使っておられますが，ノルアドレナリンの方がよかったのではないですか？」という質問に「そう言われればそんな気もします」と答えて出席者全員の爆笑をかってしまったものです．
　以来20数年，年だけはとったせいか，現在は研修医や技師さんの発表の指導をしたり，同僚の原稿を直したりする方に忙しい毎日です．
　さて，学会発表では，自分の言いたいことをいかに聴衆に印象づけるか，ということが大切になります．いわゆるプレゼンテーションの技術です．今回の学会でも感じたことですが，プレゼンテーションの仕方がよくないために内容の素晴らしさが相手に伝わっていない，ということがよくあります．せっかく，心血を注いだ研究，あるいは苦労した症例ですから，発表も上手にやりたいものですね．
　簡単に言えば100のものをもっているのに，30％しか表現できていな

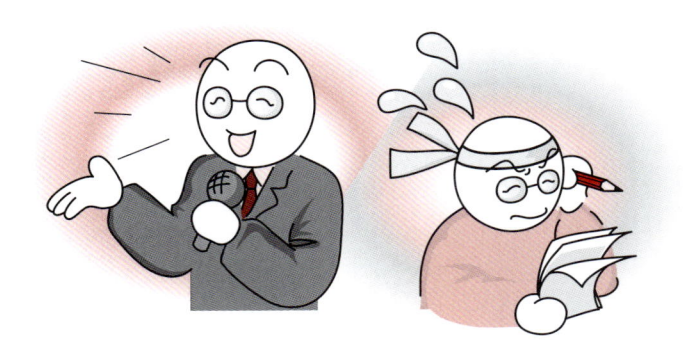

いため，聴衆には本当に30のものだと思われてしまっているのです．これでは，たとえ50のものしかもっていなくても，それを100％表現した人に負けてしまいます．もちろん，学会は勝ち負けを決める場ではないので，プレゼンテーションだけにこだわる必要はありません．もちろん，ことが就職試験の面接だとか，お見合いだとか，人生そのものがかかってくるような場ではそう簡単に負けるわけにいかないのは当然です．

　今回の学会で人様の発表を見ていますと，原稿を棒読みする人もいれば慣れた様子で原稿なしの発表をする人，あるいは新人のデビュー戦なのか，横から見ていても気の毒なぐらいあがっている人など，さまざまです．結構，ベテランの先生でも，「内容は素晴らしいのに発表は今ひとつ」といった人もおられて，「ちょっと手直しすれば随分違ってくるのになあ」と残念に思うこともありました．

　というわけで，学会発表のちょっとしたコツについて述べたいと思います．これは筆者自身が人の何倍もの失敗をくり返した挙げ句に辿り着いたものを3原則としてまとめたものです．学会発表の3原則といってもそんなに大したものではなく，言われてみれば当たり前のことに過ぎません．でも，この当たり前のことが守られていないために，聞き苦しい発表になってしまうわけです．では早速，順に原則を紹介しましょう．

原則その1
スライドは 7 words 7 lines 以内を原則とする

　　7 words 7 lines といきなり英語になってしまいました．もちろん，この言葉のオリジナルはアメリカです．日本語なら「30字7行以内」ぐらいでしょうか．要するに「読みやすいスライドにしろ」ということです．ゴチャゴチャと字がたくさん書いてあるスライドは，演者にとっては力作なのですが，聴衆には読めた代物ではありません．

　　もちろん，「行と行の間が詰まりすぎているもの」，「読みにくいフォントを使ったもの」，「縦に読むのか横に読むのかわからないもの」，これらは全部失格です．そのあたりをすべて勘案した結果が 7 words 7 lines という言葉に凝縮されているのだと思います．

原則その2
1つのスライドで1つのメッセージを伝える

　　先のスライドのつくり方にも通じる話ですが，1つのスライドにいろいろなメッセージが混在していると，何を言いたいのかわからず，聴く方が混乱してしまいます．「1つのスライドで1つのメッセージ」，これが鉄則です．万が一，1つのスライドに言いたいことがたくさんある場合でも，そのなかでメインを1つだけ決め，そのメインを引き立てるために他を使うというぐらいに考えて，メリハリをつけてしゃべりましょう．

原則その3
「読み原稿」をつくってくり返し練習する

　　年配の先生方のなかには発表慣れしていて，フリーハンドで流暢にしゃべる方がおられますが，レジデントの皆さんは決してこれを真似してはいけません．一見フリーハンドでしゃべっている先生というのは，実は，「本番1分前まで原稿に手を加え続けていた執念の人」か「同じテーマで何十回もしゃべり続けていて，途中で挟むギャグまで決まっている人」か「人前でしゃべることが何よりも好きでマイクを握ったら離さない人」のうちのどれかに違いありません．

　　初心者は「読み原稿」というものを準備して，最低10回は読む練習

をしましょう．読めば読むほど上手になっていくのを実感できます．そして読む練習をすると，必ずあちこち原稿を手直しすることになります．どんなにうまくできているはずの原稿でも「書き言葉」を「話し言葉」に変えなくては読めたものではないからです．

　将来，皆さんが偉くなれば，「執念の隠し原稿」やら「同じネタ何十回」やら「マイク独占」などという必殺技が自然に身につくことと思います．でも，そこで慢心すると大変なことになってしまいます．「国際学会での英語の発表」という新たな試練がやって来るからです．
　「英語の発表？ できるわけないやろ！」と思う人もいるかもしれません．でも，もう一度初心に戻って学会発表の3原則を守り，「読み原稿」を書いて最低10回の発表練習をしましょう．必ず試練を乗り越えられることと思います．

第3章 プレゼンテーション・コミュニケーション ② プレゼンテーション 〔フォーラムの世話人〕

その2　若手脳神経外科医フォーラム

　ある学会で「若手脳神経外科医フォーラム」というセッションの世話人をいたしました．これはおおむね卒後10年以下の脳外科医を集め，若手をとり巻くいろいろなテーマで発表し，皆で討論するというものです．今回のテーマは①私の専門医受験対策，②私の卒後研修，③私の海外留学体験，というものでした．学会長には「料理やアルコールも用意しておくから肩の凝らない集まりをやってくれ．先生にすべて任せたぞ」という言葉をかけていただきましたが，何しろ初めての試みなので，一体何人集まるのやら，何をどうやっていいのか，皆目，見当がつきません．とにかく裏方に徹して，万事滞りなく進行させようと考えました．

　このような場合，私は，あまりにも小市民的ではありますが，最悪の事態を想像し，ひたすらそれを避けることにしています．それでは，最悪の事態とはどのようなものでしょうか？

　まず，新しい試みだけに進行がモタモタして遅れる

- ➡ 発表が全部終わらないうちに会場の制限時間を越えてしまう
- ➡ その一方，時間のことに気をとられたあまり，料理を出すタイミングが遅れる
- ➡ 当然，壁際にはほとんど手つかずの料理が残ったまま終了時刻がくる
- ➡ 腹を空かせた聴衆が口々に不平不満を言う
- ➡ せっかく準備してきたのに発表できなかった演者たちも暴れる
- ➡ 「先生にすべて任せた」と言っていたはずの学会長までが怒り狂う
- ➡ かくして世話人は平身低頭，穴があったら入りたい！

というものです．

　というわけで，このような事態を避けるべく，いろいろと策を練りました．

- 各テーマの進行係を気心の知れた身内の先生にお願いし,「最悪の事態だけは避けたい」という私の意図を正直に伝える
- 最初のテーマが順調にすべり出したら早めに料理を出してもらう.「そんなことしたら,皆がメシ食ったり飲んだりするだけで,誰も人の発表を聴かんぞ」と心配する声もありましたが,「とにかく,しゃべりたい人はしゃべる,食べたい奴は食べる,聴きたい人は聴くということでですね…」とワケのわからない弁明でかわす
- 進行が遅くなると皆に迷惑がかかるが,早く終わって困る人はいない.「時間がありませんので質問のある方は後にしていただいて,次の発表にうつります」はOK.「少し時間も余っていますので,もう少し質問があればお受けしたいと思いますが…いかがでしょうか…」はダメ!

❖ フォーラム本番

　さて本番ですが,思っていた以上に大勢の聴衆が集まり,椅子が足りずに立ち見が出るぐらいでした.また各テーマの発表や討論も盛りあがりました.①私の専門医受験対策では,東大の「恐るべき受験システム」vs 阪大の「ヤケクソ受験対策」が東西の両大学の気質をよくあらわしていて興味深いものでした.脳外科の場合,専門医制度の草分けを自認するだけあって,毎年の専門医試験の合格率が60%台と難しいうえ,専門医と非専門医では学会での名札の色まで違うという差別が待っているので,学会全体の一大イベントになっています.それだけに,専門医受験生に対しては,各大学・各病院とも試験前には患者の受け持ちを外したり外来を免除したりして試験勉強に専念させるとか,落ちた人間には手術をさせないとか,いろいろな方法で叱咤激励をしています.

　この難関に対し,東大では関東一円の受験生でチームを組み,前年11月から決まったスケジュール,決まった方法で試験勉強を行います.さらに馴染みの薄い分野については講師を招いて講義までしてもらうという徹底した受験対策を行っているということでした.そして試験本番では各自が分担を決めて試験問題と選択肢を丸暗記し,試験直後に皆で集まって試験問題をすべて再生するのだそうです.晴れて合格した暁に

はお世話になった講師を招いての合格謝恩会，というところまで完璧な受験システムが組まれていました．

　この発表の後，会場から「その再生問題を分けていただくわけにはいかないでしょうか？」という質問がありましたが，「一応，競争試験ですから，お渡しするわけにはまいりません」とノータイムで答えていたところが東大の真骨頂といえましょう．

　これに対し，阪大の演者の最初のスライドは「免除なし，特典なし，罰則なし」というものでした．つまり，試験があるからといってデューティーが免除されるわけではなく，試験に受かったからといって特典があるわけでもないが，落ちたとしても罰則はなく，「そうか残念やったな，来年頑張れよ」と言われるだけ，ということです．一応，皆で集まって勉強会らしいことはするようですが，合格発表の後の祝賀会のようなものはないのだそうです．最後のスライドは「こんな奴でも受かった」という「会場で試験前に，同僚に『○○って何やったかな？』と学生レベルの質問をした人」「往復の新幹線の切符をとりながらホテルをとるのを忘れていた人」など，ウソかマコトかわからないような伝説が並べてあり，大笑いしているうちに発表が終わってしまいました．東大と阪大の好一対の発表は，プロ野球でいえば，巨人 vs 阪神戦みたいなものかもしれません．

　さて，全体のなかで最も印象に残ったのは②私の卒後研修，のなかの発表でした．実は，②で発表する予定のある演者がセッション前に私をみつけて尋ねてきたのです．

「中島先生，今日の僕の発表なんですが，どうも個人的な経験に終始してしまっているような気がするんですけど，それでも差し支えないでしょうか？」

「もちろんいいですよ，個人的な体験を話してもらうのがこの会の主旨ですから．それにしても，どんな内容ですか？　興味シンシンですね」

「私の卒後研修のところでですね，『初めてのクリッピング手術』ということでお話をさせてもらいたいんです」

「それは面白そうですね．ぜひお願いします！」

　ということで，本番ではあらためてこの先生の「個人的体験」というのを聴くことになりました．以下，この先生になり変わって紹介いたしますが，記憶があやふやな部分には多少の想像と若干の脚色を加えて

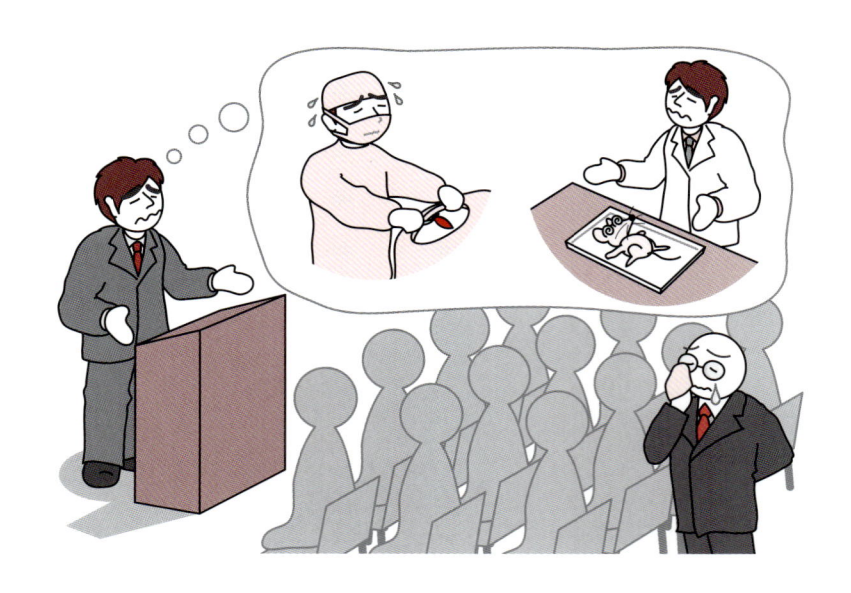

あります．

❖ パンツ50枚用意しろ！

　僕の研修医生活は，上の先生から「パンツ50枚用意しろ！」と言われてはじまりました．実際，病院に泊まり込む毎日で，帰宅することもなかったので，本当にパンツが何枚も要るような状況でした．毎日の生活はご多聞に漏れず「研修医」という名の「奴隷」で，くる日もくる日も雑用ばかり．人間修行にはなったかもしれませんが，医師としての修行になったかどうかははなはだ疑問でした．

　しばらくすると医局の命令で，臨床を離れて研究に専念することになりました．「ようやく雑用から逃れられる！」という希望も，再び「パンツ50枚用意しろ！」の声に打ち砕かれてしまいました．ある実験モデル作成のためにひたすらラットの血管吻合をやることになってしまったのです．全部で300ほどやったでしょうか．

　このように「研究」という名の「人生修行」に明け暮れる毎日を送っていたのですが，再び臨床に戻ることになりました．「ついに手術ができる！」と喜んでいたのもつかの間，毎日毎日，上の先生の手術の助手と術後管理だけで，自分には全く術者としての出番がありません

でした．

　そんなある日のこと，脳外科医が病欠している山奥の病院に留守番にいくことになりました．ところが，そういう日に限ってクモ膜下出血が搬入されてきたのです．血管造影をしてみると前交通動脈瘤の破裂によるものであることがわかりましたが，患者さんの状態は非常に悪く，転送することもできません．周囲を見回しても脳外科医は自分1人しかおらず，誰か応援を頼もうと思って大学に連絡したのですが，運悪く教授が電話に出たうえに「お前が手術をしろ！」と突き放されてしまいました．

　もう誰にも頼ることができません．それまでは「早く術者になりたい」と思っていたのに，突然，思いがけない形で出番がきてしまいました．しかも相手は重症の破裂脳動脈瘤です．術中に出血させてしまったら，血の海の中で収拾がつかなくなるのは目に見えています．それまでの自分の人生でこれほど恐ろしい立場に立たされたことはありませんでした．しかし自分がやる他はなく，文字どおり「医師免許を賭けて」手術に踏み切りました．

　麻酔も開頭もすべて自分で行った後，いよいよ手術用顕微鏡の前に座り，1人ぼっちで動脈瘤に立ち向かいました．…ちょうど今，術中のビデオをお見せしていますが，左前大脳動脈のA1部を確保し，これを一時的に遮断しました．そして，必死の思いで動脈瘤の周囲を剥離し…，何とか最終的にクリップをかけることができました（会場より大拍手！）．幸い，この患者さんは術後にどんどん回復して，最後には歩いて退院してくれました．

❖ 異国の写真を眺めながら…

　まさしく若手脳外科医の苦悩と孤独，そして喜びが凝縮された4分間のプレゼンテーションでした．会場一同，大いに共感させられたのは言うまでもありません．その余韻が会場に残ったまま，続いて③私の海外留学体験の発表がはじまりました．

　次々に披露される美しい異国の写真を眺めながらも，ふと私は「『初めてのクリッピング手術』というのは若手脳外科医だけの苦悩だろうか」と考えました．というのは，医師をやっていく以上，100の病気を勉強すれば必ず101番目の病気に出くわし，200の経験を積めば必ず201

番目の事態に遭遇するはずです．この先生のように「予想外の事態に挑戦しなくてはならない」という可能性は現役を続ける限りつきまとうわけで，それに対する覚悟はいつももっておくべきかもしれません．一方，初めての挑戦，予想外の困難を乗り越えて患者さんを回復させたときの喜びというのも，医師という仕事をやっていればこそ，といえましょう．

　若手脳神経外科医フォーラムとはいえ，私のような中年B級脳外科医にも十分に励みになるセッションであり，また勇気づけられる発表の数々でした．来年以後も今回のような試みが続くなら，若手でなくとも，ぜひ，聴衆の1人として参加したいものだと思いながら家路につきました．

第3章 プレゼンテーション・コミュニケーション　③ 論文

論文執筆

その1　皆で楽しむ人生ドラマ

　つい先日のことです．私が医局に行くと，他科のレジデントと脳外科の「中年」先生が話し込んでいました．何でも，このレジデントが論文を書いていて，そのことで中年先生にアドバイスを求めているのです．つい何食わぬ顔で聞き耳を立ててしまいました．

レジ「中年先生，論文書くのって難しいですね．特に自分の思っていることを文章にするのは…」
中年「まあ，数学の証明問題の答案のつもりで書いたらエエよ」
レジ「そうか！　いいことを聞いた．今日，病院に来た甲斐がありました」
中年「おお，そこまで喜んでくれるか！　ついでにもう1個エエこと教えといたろ」
レジ「何ですか？」
中年「論文を書くエネルギー配分や」
レジ「ほお」
中年「ドラフトができた時点で3分の1，封筒に詰めてサブミットした時点で全体の3分の2ぐらいや．あとの3分の1のエネルギーはレフェリーと戦うために置いとかないとアカンで」
レジ「ドラフトって何ですか」
中年「え？　ドラフトってのは元になる原稿やがな．苦労してドラフトを書きあげた時点でついつい8～9割できた気になるんやけど，これが実は大間違いで，そこからが長いんや」
レジ「僕は今，部長に何回も原稿を直してもらっているんです」
中年「そうするとドラフトのところは過ぎてるってことやな．で，どこのジャーナルに出すわけ？」
レジ「それはまだ決めていないんです」
中年「決めてないと書きにくいんと違うか．ジャーナルによってフォーマットも違うし」
レジ「フォーマットって何ですか？」
中年「それは…，つまり，どういう形式で書くかってことやがな．リファ

　　　　レンズの打ち直しなんか面倒くさいやろ」
レジ「それにしても論文を書くと給料も上がるんですかね」
中年「うーん，上がらんやろうなあ」
レジ「それだったら，人はなぜ，論文を書くんですか？」
中年「えらい哲学的な問題やなあ．でも，論文を書く動機ってのは人によってかなり違うんやないの．なあ，中島先生」

　突然，話を振られてしまいました．

中島「急に言われてもいい答えを思いつかないんですが…．まあ，やったことの成果を発表するというのが1番純粋な動機でしょうが，人によっては自分の名前を後生に残したいとか，点数を稼いで出世したいとか，いろいろあるでしょうね」
レジ「名前を残す？ 点数を稼ぐ？ 何ですか，それ！」

　現世御利益があると聞くと，このレジデントは急に興味を示しはじめたようです．そして，なぜか私が論文の功徳について講釈をすることになってしまいました．

✤ 偉い医学雑誌とは

　まず，どの雑誌に論文を出すか，です．医学雑誌にも「格」というものが存在し，

- 邦文誌よりも英文誌
- 新興雑誌よりも伝統雑誌
- 全世界で読まれている
- 査読が厳しい（≒論文のレベルが高い）
- 広い領域をカバーしている
  （例：脳神経外科 < 外科 < 一般医学 < 科学）
- 注目を集める

ような雑誌が「偉い」とされています．
　とはいえ，「偉い」「偉くない」を漠然と議論してもしかたありません．そこで，これらの要素をひっくるめて数字であらわしたものがイン

パクトファクターと呼ばれるものなのです．つまり，ある雑誌に掲載された平均的な論文が，他の論文にどのぐらい引用されたかを計算して評価するのです．要するに世間に対してどれだけの影響力（インパクト）をもっているかということですね．当然のことながら，地球規模で引用される英文雑誌に比べて，邦文雑誌の方はほとんど点数がつきません．

ちょうど手許にある2003年版 ISI Journal Citation Reportsでインパクトファクターのランキングを見ると，脳神経外科では3つの雑誌がトップを争っています．

Journal of Neurology, Neurosurgery and Psychiatry	2.939
Neurosurgery	2.896
Journal of Neurosurgery	2.626

つづいて第2グループとして，1点前後の雑誌（Surgical Neurology, Neurological Research, Acta Neurochirurgicaなど）が並んでいます．ですから，第1グループの雑誌の論文1つが，おおよそ第2グループの論文3つに匹敵することになります．

対象を一般医学雑誌にまで拡大すると

New England Journal of Medicine	31.736
JAMA–Journal of American Medical Association	16.586
Lancet	15.397
Annals of Internal Medicine	11.414
British Medical Journal	7.585

などが軒を連ねており，これらが俗にビッグ5といわれているのだそうです．

❖ それぞれの執念

さて，先の中年先生の「数学の答案説」や「エネルギー配分3等分法」なども，「いろいろと苦労したんだろうなあ」と思わせるものがありますが，論文執筆に関する悲劇や喜劇は数多く耳にしました．

・入院中に開腹術後のベッドの上で「腹が…痛えよー」と泣きながら書いていた人
・御法度とされるレフェリーとの大喧嘩の後で，最後には相手を降参させてしまった人

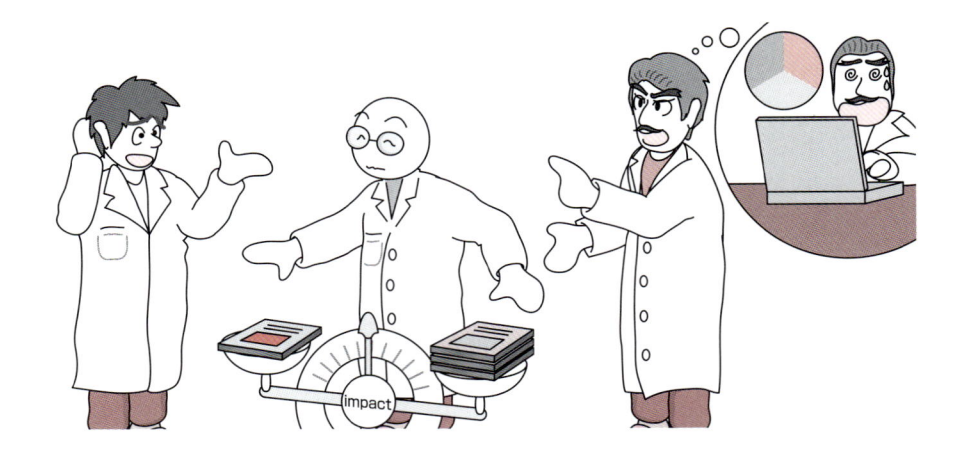

・論文がアクセプトされたと聞いた瞬間，喜びのあまり虚脱してしまった人

など，それぞれにドラマが隠されているようです．さすがに腹を押さえながら執筆した先生の執念は尋常ではなく，見事，ビッグ5に掲載されました．

筆者自身は，苦労して書いた論文を宛先を書かずにポストに投函してしまったことがあります．集配のオバチャンがやって来るまでひたすらポストの前で待っていたのですが，何とも間抜けな米国留学の思い出になってしまいました．

このように，論文執筆を巡る動機も苦労話もそれぞれですが，共通するものは「執念」，これに尽きるような気がします．

❖ 「ぢ，ぢぐぞー！！」

さて，これまで苦労を重ねた中年先生と，今回が初めての論文執筆というレジデントとの会話はあまりにも噛み合いません．とうとう中年先生はレジデントを突き放してしまいました．

中年「何しろレジ先生，論文が通るかどうかは『時の運』ということもあるけど，とにかくサブミットすることや．先生が記念すべき最初の論文を提出したら，そのときはピザでも食べながらいくらでも苦労話を聞いたるさかい，それまでは書く方に専念して頑張りなはれ」

レジ「何か相手にされてなくて屈辱だなあ」
中島「いや，中年先生は単に事実を言うとるだけですよ」
レジ「ピザじゃなくて『○○食堂』のハンバーグ定食でもいいですか」
中年「エエよ」
レジ「脳外科の秘書さんも一緒に誘っていいですか？」
中年「エエで．でも，もう1つアドバイスしといたろ．論文をサブミットできるまでは合コンもやめとき」
レジ「ええっ？何で先生にそんなことまで言われなくちゃあならないんですか！」
中年「ついでにアルコールも断つべきやな」
レジ「アルコールと論文に何か関係あるんですか！」
中年「関係あるかないかを今の先生と議論しても単なる時間の無駄やろ．先生が論文を提出してからやったら，喜んで『○○食堂』で議論したるさかい，な．それまではワシに気安く話しかけんといてくれるか」
レジ「ぢ，ぢぐぞー…！！」

最後に1句

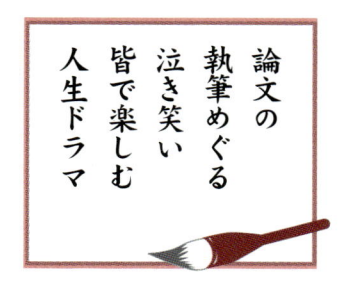

　　論文の
　　　執筆めぐる
　　　　泣き笑い
　　皆で楽しむ
　　　人生ドラマ

第3章 プレゼンテーション・コミュニケーション ③ 論文

データの解釈

その2 マネー・ボール

　先日，ある本を探して本屋を回りました．本のタイトルは「マネー・ボール[1]」．大リーグ有数の貧乏球団であるオークランド・アスレチックスが，なぜか選手獲得予算が2倍も3倍も違う他の球団相手に勝ちまくり，4年連続でプレーオフに進出したという画期的な話なのです．どうしてオークランド・アスレチックスがこんなに強いのか，その秘密を披露しているのが「マネー・ボール」という本です．

　この本があちこちの書評で紹介されていたので，早速に買おうと思って本屋に行ったのですが，最初の5軒では店頭にありませんでした．理由は2つ，売り切れてしまっているのか，本の存在そのものが全く知られていないのか，どちらかでした．ようやく探し当てたのは，大阪で1番の盛り場，キタ新地にある巨大書店でした．カウンターにいた茶髪の男性店員に「マネー・ボール」はありますか？ と尋ねると，「え…『ばれえ，ぽおる』ですか？」と聞き返されてガックリしました．すると横から賢そうな女性店員が「はい，1,680円です」と本そのものをサッと差し出してきたのです．まるでカウンターの下に隠してあったのか，と思うような早業に感心しました．「あ，『まねえぽおる』か」と言っている男性店員に1,680円を叩きつけ，早速，持って帰って読みはじめました．

　野球には全然詳しくない私ですが，読んでいくにつれて納得させられました．オークランド・アスレチックスの強い理由はジェネラル・マネージャーであるビリー・ビーンの選手集めにあったのです．要するに，できるだけ安くてよい選手を集める，ということですね．したがって，いくらよい選手だからといっても，高額の年棒を取る有名選手を他の金持ち球団と争うことなどはしません．かといって，自軍のベテランスカウトが惚れ込んだ「今は荒削りだが将来有望な安い選手」を獲得することもしません．「素晴らしい身体能力にめぐまれた足の速い高校球児」なんぞはもっての他で，これほどあてにならないものはないのだそうです．というのは，ビリー・ビーン自身が「将来のスーパースター間違いなし」と予言された高校球児であったのに，ニューヨーク・メッツに入

団してからは鳴かず飛ばずで終わってしまったので，その点については誰よりも確信があるからです．

❖ 真の掘り出し物とは？

　では，どのような選手を獲得するのか？　普通に考えると，よい選手は年棒が高く，年棒の安い選手は大したことがない，というのが世間一般の常識です．そこで，彼らは「安くてよい選手」つまり掘り出し物を狙いました．そのために選手の評価として，彼らは独自の物指しを使います．この物指しは，ビリー・ビーンの手下であるハーバード大学経済学部出身のポール・デポデスタのノートパソコンの中に入っています．

　ビリー・ビーンとポール・デポデスタに言わせれば，これまでの野球選手の評価法は，勘と経験に頼った「18世紀の医学」のようなもので，全く非科学的なものだそうです．たとえば，打者の評価には通常，ホームラン数，打率，打点という3つの物指しが用いられます．ところが，彼らに言わせると，完全に自分の力でもぎとったホームランはともかく，打点などというものはヒットを打ったときにたまたま得点圏内にランナーがいたかどうか，つまり運に大きく左右される代物であって，打者の能力をストレートに反映していない，というわけです．また打率についても，いくつかの問題があります．というのは，いくら打席で粘って四球を選んだとしても評価の対象にはなりませんし，ホームランも2塁打も単打も全部同じに扱われてしまいます．

　というわけで，いろいろなデータを研究した結果，彼らは「打者の能力として重要な要素は2つの数字に集約される」という結論を出しました．その1つは出塁率です．つまり四球だろうが相手のエラーだろうが，とにかく塁に出た率です．言い換えれば，アウトにならない能力とも言えます．もう1つ重要なのは長打率，つまり単打に比べて2塁打は2倍の，ホームランは4倍の価値があるとして計算した独自の「打率」です．さらに出塁率と長打率を比較すると，前者が後者の3倍の重みがある，という結果まで出しています．

　また，投手の評価に関しては，これまでは勝ち数やセーブ数，防御率などがもっともらしい顔をして用いられてきたのですが，これまたポール・デポデスタによれば，あまりにも運に左右される数字であるという

ことになります．彼に言わせれば，投手の能力を測るためには運の入り込まない数字を用いるべきであり，そのためには被ホームラン，奪三振，与四球が最も適しているのだそうです．一見，被安打率などが重要そうに感じられるのですが，これは味方の守備に大きく左右されるので，投手本来の能力を評価するのには適していません．

これら独自のデータをもって「安くてよい打者」「安くてよい投手」を集めにかかったオークランド・アスレチックスは，次々に掘り出し物の選手を発掘しました．素晴らしい出塁率や奪三振の成績をもっていながら，打率や防御率がパッとしないために，これまで見向きもされていなかった打者や投手たちをビリー・ビーンが安い年棒でかき集めたのです．こうして結成されたのは，他球団の笑い者にされるばかりか，集められた選手自身ですら「ワシらでエエんかい？」と思うようなチームでありました．

2002年度シーズンを前にして，ポール・デポデスタが独自のデータをもとに予測した公式戦162試合のチーム総得点は800〜820点，チーム総失点は650〜670点となり，93〜97勝をもって，おそらくプレーオフに進出することができるという見込みでした．予測に幅をもたせているところが玄人っぽいところでもあります．実際にシーズンが終わってみるとチーム総得点は800点，チーム総失点は654点であり，その結果，103勝59敗をもってアメリカンリーグ西地区で優勝し，見事にプレーオフに進出したのでした．

なるほど，なるほど，と頷きながら読み進めた私は，ふと，これはどこかで聞いたような話だなあ，と思いました．「勘と経験に頼った選手集め」から「実証されたデータに基づく選手集め」に…これはまさしくEBM (evidence-based medicine) ですね！ そういえば，ビリー・ビーン自身も「勘と経験に頼った選手集めなんぞ18世紀の医学だ」と言っているわけですが，勘と経験に頼った医療が18世紀どころか現在でもまかり通っていることは，皆さんも御承知のところです．

というわけで，大リーグ史上初のEBM野球を実践したオークランド・アスレチックスは破竹の快進撃！ ついに栄光の4年連続プレーオフ進出！！

ところが…プレーオフになると勝てないんですね．ここがまたEBMの悲しいところです．つまり，公式戦162試合のトータルの予測についてはNの数が十分に大きいので，非常に正確な予測ができる一方，5試

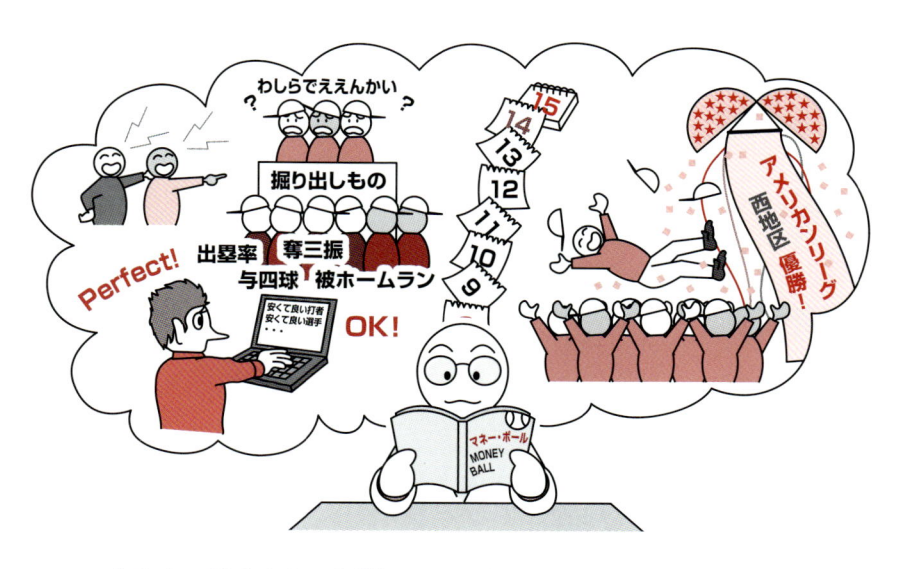

合とか 7 試合などの短期戦では，好不調の波や運の入り込む要素が大きく，必ずしも戦力に勝るチームが勝てるとは限らないのです．これはビリー・ビーン自身もよく理解しており，「わたしの任務はチームをプレーオフまで連れてくることなんだ．その後どうなるかは，単なる運だ」と述べています．

❖ やはり結果は運次第？

　このことは，われわれの日常診療にも同じようなことが言えると思います．脳神経外科の分野で例をあげると，「前方循環にある直径 7 ミリのサイズの未破裂脳動脈瘤の年間破裂率は○％で，この患者の年齢からすると生涯破裂率は○○％になる．一方，同部位の脳動脈瘤に対する予防的手術では死亡率が×％，合併症率が××％である．したがって，手術をしないより，した方が分がよい（あるいは分が悪い）」という予測に基づいて手術の適応を判断するとします．おそらく 100 例ぐらいでのトータルの適応判断の結果は悪くないでしょう．しかし，個々の患者さんにとっての結果は，よかったか悪かったか，2 つに 1 つしかありません．予防的手術がうまくいった場合には神様のように崇められますが，結果が悪かった場合にはどうなるでしょうか？　御家族に「このヤブ医者，人でなし！」とか何とか罵られながら，一生懸命レスピレ

ーター管理をするしかありません．ここでいくら過去100例の治療成績が悪くないというデータを見せたとしても，「何で自分だけこんな目に合わなければいけないんだ！」と，かえって怒りの火に油を注ぎ足すだけです．まさしく「162試合を戦い抜いてプレーオフに進出することはできるが，プレーオフの結果は運次第」というわけですね．

　どうも暗い話になってしまいました．それでも罵られる回数を1つでも2つでも減らそうと思えば…やはり，EBMに頼るしかないのかもしれません．

　　最後に1句

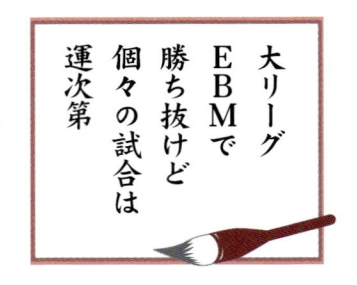

> 大リーグ
> EBMで
> 勝ち抜けど
> 個々の試合は
> 運次第

＜参考文献＞
1）マイケル・ルイス：「マネー・ボール」（中山　宥訳），ランダムハウス講談社，2004

第3章　②プレゼンテーション【フォーラムの世話人】

その3 リスク補正で正しい結果

第3章 プレゼンテーション・コミュニケーション　③ 論文　【リスク補正】

　つい先日，抄読会用の論文を探していて，ふと，ある名前が目につきました．何年か前に日本の学会に招待したことのあるアメリカ人脳神経外科医だったのです．
　「彼も頑張っとるなあ」
と感心しながら，ふと当時のことを思い出しました．

❖ 来日した若者先生

　199×年の秋，自分でつくったカンバンを持った私は，関西空港でお客さんを待っていました．日本の学会に招いた2人の外国人講演者の出迎えのためです．
　1人は私が留学していたときのボスで，アメリカ脳神経外科学会の大御所でした．もう1人は名前だけしか知らない先生です．「でも，わざわざ外国から招くぐらいだから，功なり名をとげた偉い先生だろう」と私は勝手に想像していました．意外なことに大御所先生とともに飛行機から降りてきたのは，ただの若者でした．出迎えに行った私と変わらない年齢だったと思います．

　「ちゃんとお前の名前もあるぞ．よかったな！」
　手製のカンバンをみつけた大御所先生は，ポンポンと若者先生の肩を叩きながら大喜びでした．

　「へい，シン！　この辺がディープ・オオサカになるのか？」
　市内に向かうタクシーの中では，大御所先生は上機嫌です．
　「日本に来るのは初めてですか？」
と若者先生に尋ねると
　「そうなんだ．だから飛行機の中から興味津々で下を見ていたんだけど，本当に綺麗で清潔な街なんでびっくりしたよ」
　若者らしい素直な感想でした．

さて，ホテルに荷物をおろした私たちは直ちに宴会場に向かいました．会場の入口にいた係の先生が
「これはどうも，遠い所からお越しいただいてありがとうございました．ささ，前の方に席が用意してありますのでこちらへどうぞ」
と案内してくれました．ところが，「それでは」と外国人講演者の2人がついていこうとすると，
「すみません，大御所先生だけなんです」
と，若者先生は止められてしまったのです．若者先生は一瞬「えっ？」という顔になりましたが，すぐに「オッケー」と言ってその場に立ち止まりました．

「ちょっと，先生！ 今のはないんじゃないですか？ 2人とも地球の裏側からわざわざ来てくれたんですから，若者先生にも席を用意してあげてくださいよ！」
案内から帰ってきた係の先生を捕まえて，私は思わず言ってしまいました．
「やっぱり？ 僕もちょっとマズイなあ，という気はしとったんや．何とかせなアカンなあ」
意外にも係の先生の反応は素直としたものでした．

しばらくすると
「いや，先ほどはどうも失礼しました．先生の席も用意いたしましたので，どうぞおいでください」
という連絡がありました．係の先生の後についていくと，
「わかものせんせえ」
と手で書いた即席の名札がテーブルの上に置いてあり，ちょっと小さめのイスが準備されていました．
幸い，若者先生は気を悪くすることもなく，こちらが恐縮するほど何度も礼を言いながら席に着いてくれました．大きな学会ともなると，本当にいろいろなことがあるものです．

❖ 若者先生の論文

あれから数年，久しぶりに名前をみかけた若者先生は，何とハーバー

ド大学の脳神経外科教授になっていました．同年代の私がチンピラのままなのとはえらい違いです．

肩書きはともかくとして，若者先生の論文[1]は非常に面白いものだったので，早速，抄読会で紹介しました．未破裂脳動脈瘤の開頭手術に関する前向き調査です．内容を簡単に紹介すると，以下のようになります．

① 1992年から1999年の間，493症例の未破裂脳動脈瘤604個に対し，破裂予防のための開頭クリッピング手術を行った
② 手術後の患者の神経症状をGlasgow Outcome Scale（GOS）で評価した．そしてGOSの5段階のうち，excellent（優良）またはgood（良）の上位2段階に入る症例を良好な結果，impaired（障害），persistent vegetative state（遷延性植物状態），dead（死亡）の下位3段階に入る症例を不良な結果と定義した
③ その結果，患者が高齢であるほど不良な結果が多かった．また，未破裂脳動脈瘤の部位とサイズで分類すると，前方循環より後方循環にある動脈瘤の方が，サイズの小さいものより大きい動脈瘤の方が術後の神経症状が不良であることが多く，治療成績が悪かった

というものです．ちなみに，彼らの試算では，37歳の前方循環の5ミリの動脈瘤の場合は術後95%が良好な結果であるのに対し，68歳の後方循環の15ミリの動脈瘤の場合は良好な結果が74%にすぎない，とのことです．

このような治療成績の評価は英語ではoutcome measurement（転帰評価）と呼ばれています．ある疾患に対する治療の結果を評価し，施設による成績の違い，あるいは治療法による成績の違いを明らかにしようというものです．たとえば「ニューヨーク州における冠動脈バイパス手術の周術期の死亡率を各病院で算出して公表する」というのはその典型でしょう．このような治療成績が明らかになれば，患者さんが病院を選ぶときの参考になるはずです．

でも実際にニューヨーク州で起こったことは「各病院が自分たちの手術成績を上げるために重症患者の手術を拒否する」という現象だった

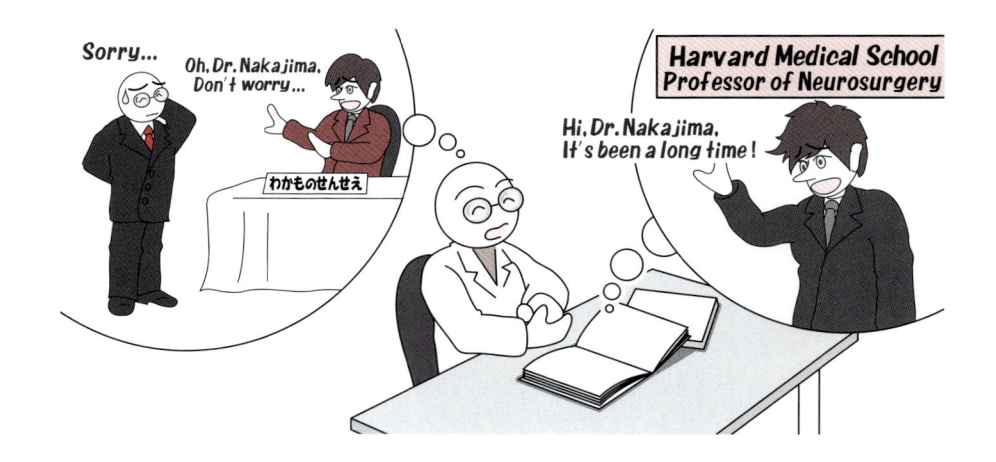

のです．つまり，各病院が考えたのは，美味しい症例だけを治療して手術成績をよくみせようってことでした．手術を断られた患者さんは，しかたなしに他の州で手術を受けなくてはなりませんでした．患者さんにはずいぶん気の毒な話です．しかし，これを各病院の倫理性の問題にしてしまうのはスジ違いだと思います．私なんかはむしろ，「なるほどなあ．ルールが不完全だと，こういう思いがけない問題が起こるのか！」と感心させられたぐらいです．

というわけで「何でもかんでも一緒くたにして評価すればいいってもんでもない．軽症は軽症として，重症は重症として扱おう」という，risk-adjustment（リスク補正）の概念が導入されました．これは，以下の3つに分けて，リスクを補正しようという考えです．

> ① case mix：年齢や性別など，患者の背景．当然のことながら，高齢者に対する治療の結果は悪くなりがちです
> ② severity：対象疾患の重症度．重症ほど治療成績が悪化するのは当たり前です
> ③ comorbidity：併存疾患．高血圧や糖尿病などを合併していれば，治療の結果が悪くなることがあります

先の若者先生の論文をrisk-adjustmentの観点から評価してみると，

> ① case mix：高齢者ほど成績が悪い
> ② severity：動脈瘤が後方循環にあるものやサイズの大きいものは「より重症」と考えられる

となります.

③ comorbidity については言及していませんでした．高血圧や糖尿病の存在を調べなかったのかもしれませんし，調べたけれども結果に影響しなかったのかもしれません．

「若者先生もなかなかよい仕事をしとるがな」というのが，私の感想でした．もっとも，私なんぞが誉めたとて，何がどう変わるわけでもないんですけどね．

❖ 治療成績とリスク補正

さて，最近，日本でも各医療機関の「治療成績」がマスコミによって取り上げられることが多くなってきました．最近読んだ記事では

「ある疾患の治療をした患者の5年生存率が，最高で○○％，最低で××％と，大きな差がついている．成績の悪い病院については学会が問題点を分析するが，それでも改善しない場合には施設認定を外すことも検討している」

というのがありました．

確かに「治療成績を算出して公表しよう」という時代の流れは歓迎すべきものですし，学会が問題点を分析するというのも評価に値すると思います．しかし，公表するからには，できればリスク補正をした数字であってほしいものです．ましてや，リスク補正をしていない数字を振り回して「施設認定を取り消すぞ」というのは，あまりにも無茶苦茶な話ですね．

どうかこの本の読者の皆さんは，outcome measurementについて，正しい知識をもってほしいと思います．そして，ぜひ，日本からも若者先生のような立派な論文を発表してください．

最後に1句

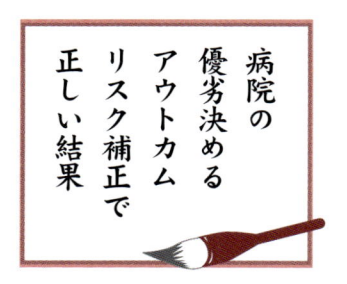

> 病院の
> 優劣決める
> アウトカム
> リスク補正で
> 正しい結果

＜参考文献＞
1) Ogilvy, C. S. & Carter, B. S. : Stratification of outcome for surgically treated unruptured intracranial aneurysms. Neurosurgery, 52 : 82-88, 2003

第3章 プレゼンテーション・コミュニケーション　④ 教育・人間ドラマ　　教育

その1　人間3分割法

　やや昔のことになりますが，参加していたメーリングリストで，盛んに「感情労働」についての議論がなされていたことがあります．残念ながら，そのときは「感情労働」という言葉が何を指すのか，私自身よくわかっておらず，ついていけませんでした．
　ところが，ある日のことです．看護学校の先生が
「私達看護職の仕事は，頭脳労働であり，肉体労働であるとともに，感情労働でもありますから…」
という発言をしているのを聞き，はじめて
「ああ，なるほど！ 感情労働というのは『心』を使う仕事なんだな」
と理解することができました．すなわち，人間を頭，体，心の3つに分割した場合，それぞれに対応するのが頭脳労働，肉体労働，そして感情労働になるわけです．

　確かに世の中に数多くある仕事は，文字通り額に汗して働く肉体労働か，頭を使う頭脳労働に大別される傾向にあります．私自身も患者さんにどのような仕事をしているか尋ねるときに，よく「肉体労働ですか，デスクワークですか？」というフレーズを使います．
　しかし，最近になって，肉体労働でもなければ頭脳労働でもないが，ヤケに大変な第3の仕事，すなわち感情労働が存在しているということを意識しはじめました．

　感情労働の例として，すぐに思いつくのは接客業や営業の仕事です．ホテルのボーイさんやセールスマン，飛行機のキャビンアテンダントなどは，お客さんに気を遣うのが仕事といっても過言ではありません．
　もう少し広く「感情労働とは人間相手の仕事である」とも言えそうです．学校の先生などは一般に頭脳労働と思われていますが，言うことをきかない生徒や，好き放題文句を言う保護者を相手にして，心をすり減らす毎日を考えると，感情労働と言った方がいいかもしれません．

医者にもあるぞ，感情労働

かえりみてわれわれ医師の仕事というと，世間からは頭脳労働のように思われているかもしれませんが，むしろ肉体労働や感情労働の要素の方が大きいのではないでしょうか．

- 通常勤務の後に当直し，そのまま翌日も通常勤務しなくてはならない
- 長時間立ちっぱなしの手術が終わって，顔にマスクの跡をつけたまま帰宅する
- 家で布団に入って眠りかけたら急患が入ったという知らせで病院に呼びつけられる

などは，間違いなく肉体労働と言っていいでしょう．

その一方，人間相手の仕事ならではのストレスもあります．自分の経験を正直に申し上げますと

- **外来では**：少子高齢化の影響で，患者さんは皆，お年寄り．長い人生を送ってこられただけに，話も長い．ついつい予約時間が後ろに延びてしまい，待合室から「ここの病院では患者を何時間待たせるんじゃい！」という罵声を浴びせられてしまう．思わず何か言い返したくなるが，そこはグッとこらえて「す，すんまへん．でも，私も小便に行きたいのを我慢して頑張っているんで…堪忍したってください」と言って平身低頭する
- **救急では**：忙しいときほど救急が繁盛するという法則がある．締め切り間際の学会抄録を書いているときや，夜の8時に「さあ，昼メシを食べようか」としているときに限って，急患が搬入される．こんなときには「働クモノ，食ウベカラズ」というギャグをかましつつ空腹で初療室に駆けつけるしかない
- **病棟では**：脳外科の疾患で入院したはずの患者さんが，発熱，腹痛，吐血，下血，胸痛など，次々に他領域の疾患を併発することがある．ない知恵を振り絞って対処するが，「なんで俺が他科の病気を診るはめに…」というのも本音には違いない．こういうときこそ頼りになるのが「レジデントノート」というわけで，われわれの仕事にも感情労働的な要素が多分にあります．

頭・体・心の教育3ステップ

　さて，このように人体を頭，体，心の3つに分割すると，いろいろなことが非常にわかりやすい気がします．たとえば，以前に参加した臨床研修指導医養成講習会のテキストには，「教育目標分類学」における「Guilbertにより単純化された教育目標の分類」というものが論じられており，「認知領域（知識）」「情意領域（態度・習慣）」「精神運動領域（技能）」という3領域に分けています．ちょっと聞いただけではわからない，何やら恐ろしげな分類です．しかし，よくよくみると頭，心，体の3分割にすぎず，いわゆる知育，徳育，体育になります．

　このテキストによると知育，徳育，体育の3領域の教育に，それぞれ3段階があるということなので，ついでに紹介しましょう．

　まず，**知育**ですが，「想起」→「解釈」→「問題解決」と段階的に高度になっていきます．おそらく「想起」というのは，語呂合わせなどを用いて何とか暗記した知識を思い出そうとする行為ですね．さらに「解釈」のためには個々の知識をよくよく理解して習得しておく必要があり，「問題解決」ともなるといろいろな知識を必要に応じて自由自在に用いることができる段階だといえましょう．

　講習会では，知育の例として

> 想　起：ある薬の作用をリストアップできる
> 解　釈：症状から患者の病態を診断できる
> 問題解決：種々のデータに基づいて，ある疾患の治療方針を決定できる

ということがあげられていました．

　次に徳育を後回しにして，先に**体育**について紹介しますが，これは「模倣」→「コントロール」→「自動化」という段階になっています．たとえばキャッチボールなら，

> 模　倣：最初はボールを投げるのも捕るのも見よう見まねで行う
> コントロール：狙ったところにボールを投げることができる
> 自動化：雑談をしながらキャッチボールができる

と考えられます．

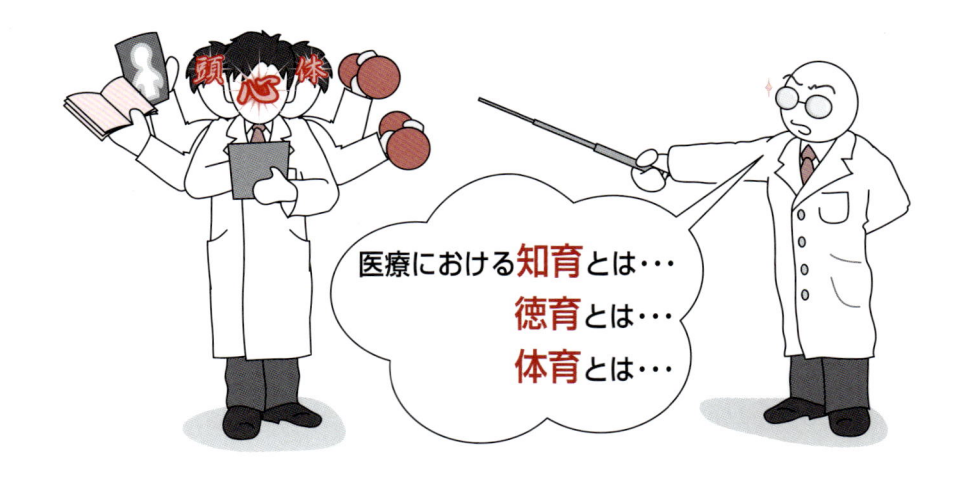

この体育を医療の現場にあてはめてみると，

　模　倣：最初は指導医の手術を見てマネをする
　コントロール：より上手になろうといろいろな工夫をこらす
　自動化：考えるより先に手が動いて，気がついたら手術が終わっている

ということになりそうです．

　最後に**徳育**になりますが，これが難解です．Guilbertの分類では「受け入れ（receiving）」→「反応（response）」→「内面化（internalization）」となっており，何が言いたいのかさっぱりわかりません．
　そこで，徳育にあたるものを日常生活でイメージしてみましょう．「時間を守る」とか「煙草を吸わない」「寝る前には歯を磨く」などでしょう．
　たとえば「時間を守る」ということについて考えてみると，

　・受け入れ：遅刻がみっともない行為であると認識する
　・反　応：できるだけ時間を守る努力をする
　・内面化：何も考えなくても5分前には到着している

ぐらいかな，というのが私の理解です．
　医療現場で徳育として相応しい例をあげるなら，「患者さんに対して共感的態度で接する」などがよさそうですね．

・受け入れ：共感的態度で接することが大切であると認識する
・反　応：種々のテクニックを駆使して共感的態度を示す
・内面化：患者さんに対して本当に共感する

とすると，理解しやすいと思います．

　内面化というのは，「態度や習慣が，その人の人格の一部になってしまう」ぐらいのことらしく，この概念が含む日本語をあげるなら，躾，信念，暗黙知などが入るのではないでしょうか．

　ということで，人間を3分割して頭，体，心とすると，つい心の部分が忘れられがちになります．そして，心も使い過ぎると疲れてしまいますから，適度に休めてあげることが大切ですね．

　最後に1句，

> 人間の
> 不条理相手の
> お仕事は
> 心が疲れる
> 感情労働

その2 赤ひげ

第3章 プレゼンテーション・コミュニケーション ④ 教育・人間ドラマ　**赤ひげの教育・診療**

　先日，必要に迫られて山本周五郎の小説「赤ひげ診療譚」を読むはめになりました．

　言うまでもなく，理想の医師像として語られる「赤ひげ」を描いた小説です．「赤ひげ」というと，何となく「貧乏人にも無料で治療を行った徳の高い医師」というイメージがあります．ですから，無医村や下町で頑張っている医師がいると「現代の赤ひげ」などと呼ばれたりするわけです．

　その一方で，私たち医師の方は，「赤ひげ」という言葉を聞くと「けっ，素人に何がわかる．実際の医療はそんな綺麗事じゃあすまねえんだよ」などという反感を抱きがちです．

　しか～し！ 今回，実際に小説を読んでみてわかりました．「面白い」の一言です．どうも素人も医師も「赤ひげ診療譚」を読まずに，わかったような気になって議論していたのではないかと思います．というのは，「赤ひげ診療譚」というのは決して徳の高い医師の綺麗事ではなく，医療現場のグチャグチャがそのまま描かれているからです．時代設定は江戸時代でありながら，現代のわれわれが読んでも思わず「そうだ，そうだ」と言いたくなるようなエピソードばかりです．やはり古典のパワーはすごいものがあります．

　というわけで，今回は私なりに「赤ひげ」を紹介しましょう．

❖ これが赤ひげ？！

　そもそも「赤ひげ」というのは「赤ひげ診療譚」に出てくる医師，新出去定（にいできょじょう）のあだ名です．実は小説の主人公は新出去定ではなく，保本登（やすもとのぼる）という見習医で，「赤ひげ診療譚」は彼の目を通して描かれているのです．

> 保本登は江戸の開業医の息子で，長崎で3年間，最新の西洋医学を学んで帰ってきた．本人は早速，幕府の御目見医に取り立ててもらうつもりが，何の因果か小石川養生所の見習医，今でいうところのレジデントとし

て赤ひげに預けられてしまう．小石川養生所というのは，無料で貧乏人の医療を行うところで，享保7年に徳川吉宗によってつくられたものである．

保本登が来たおかげで晴れてお役御免となった前任見習医の津川玄三はよほど小石川養生所に辟易していたのか，通院患者を「生きているより死んだ方がましな連中ですがね」と言い捨てる．その一方，保本登の同僚見習医の森半太夫の方は「ここは相当きついですがね，しかし，そのつもりになれば勉強することも多いし，将来きっと役にたちますよ」と前向きである．主人公の保本登自身はどうかというと，やはり長崎帰りというプライドが高く「見習医なんかまっぴらだし，誰でもまにあう病気なんかに興味はない，けれども珍しい病人がいれば，医者としてやっぱり手がけてみたくなる」などと言い，最初のうちは赤ひげに対しても反抗的な態度をとっていた．

◆ ◆ ◆

ところが，酒に酔って女性の入院患者に刺し殺されそうになったり，外科処置の助手をしているうちに気分が悪くなって倒れてしまったりで，周囲に迷惑のかけどおしです．すっかり赤ひげに頭が上がらなくなった保本登はしぶしぶ赤ひげに従うようになる．

さて通常の小説であれば，「貧しいながらもお互いに助け合いながら明るく生きている一家が，病気のために不幸のどん底に突き落とされた．しかし，名医赤ひげのおかげで一命を取りとめることができた．支払いを気にする患者に対し，赤ひげは『お金はいらないぞよ』と優しく言い，二重に感謝された」というストーリーになるかと思います．が，実際の「赤ひげ診療譚」は全く違います．どう違うかというと…

① 貧乏一家は仲のいい部分もあるが，何かと諍いの種も多く，些細なことからとんでもない大げんかをしがちである
② 赤ひげは経験を積んだ名医には違いないが，同時に医学の無力さもよくわかっている．多くの病気に対してなすすべがないし，多くの患者は助からない
③ 支払いを気にするような奇特な人はあまりいない．そればかりか，無料であるにもかかわらず入院患者から「待遇が悪い」とブーブー文句をいわれる
④ 赤ひげはイライラして患者や見習医に偉そうに説教しては後で自己嫌悪に陥っている
⑤ 病気になっても小石川養生所に来ない人も多い．赤ひげは往診し

第3章 ④ 教育・人間ドラマ【赤ひげの教育・診療】

ては無理矢理診察するが，感謝されないことが多い．もちろん，大変感謝してくれる病人もいる
⑥ 赤ひげを崇拝する金持ち患者は大勢いるが，病気が治らないといろいろと皮肉を言ってくる．赤ひげの方もムッとして皮肉を言い返したり，高額な治療代をふっかけたりする

などです．赤ひげ診療譚が描く江戸時代も21世紀の現代も，医療の現場での人間関係というのは，何も変わっていないようです．おそらく今から2500年前，医聖ヒポクラテスの時代でも同じだったのではないでしょうか．

❀ 現代に通じる赤ひげ

ただ，「赤ひげ診療譚」が単にグチャグチャな医療現場をそのまま描写しているだけのものかというと，そうでもありません．これまた現代にも通じる医療の原点が描かれており，見習医の保本登が赤ひげに次第に影響されていくのがよく理解できます．つまり…

① 赤ひげは「病気を診断して治療する」というより，「病人の抱えている問題を抽出し，その解決を図る」というスタイルをとっている．ただ，問題を抽出したとしても，その根本原因の多くは無知と貧乏であり，医療の手に負えないことがほとんどである．とはいえ，問題を解決することはできなくても，少しでも病人の不幸を軽減する努力は可能である
② 赤ひげは患者の人生を肯定し，それを受け入れる努力をしている．病人のなかには犯罪者や売春婦はもちろん，極度に自分勝手な人間などが数多くいるが，赤ひげは決して彼らの人生を否定することはない．否定してしまうと人間関係が成り立たず，医療どころではなくなるからである．それぞれの病人の人生をいったん，受け入れたうえで解決法を考える

というわけです．なるほどなあ，と思わされます．さらに付け足しとして，

① 見習医の保本登は，腕と経験では遠く及ばないものの，最新の医学的知識では赤ひげを凌ぐ部分もある．さらに新人特有の熱意と素直さの故か，最重症の患者からは頼られることが多かった

② 金の問題は常につきまとう．小石川養生所の設立当初は8〜9人の常勤医師がいたのに，相次ぐ経費削減で常勤医は赤ひげ1人だけになってしまった．もっとも定員外の見習医2人が住み込みで死ぬほど働かされており，彼らがいることによって，何とか辻褄が合っていた．この2人が保本登と森半太夫である

というエピソードがあります．今でもよく聞く話ばかりですね．

　結局，保本登は1年後に幕府から御目見医のオファーがあったにもかかわらず，これを蹴って小石川養生所に残ることにしました．もちろん赤ひげに影響されたこともあったでしょうが，「ブーブー文句を言われながらも何とか病人の問題解決を図る」という医療の醍醐味にすっかりハマってしまったようにも見えます．

　医学部を卒業してウン十年，ようやく私も「赤ひげ診療譚」を楽しむことのできる境地に達したのかもしれません．ぜひ皆さんも読んでみることをお勧めします．特に仕事に疲れたときや嫌になったときなどに読むと，よく効くのではないかと思いますよ．

　最後に1句

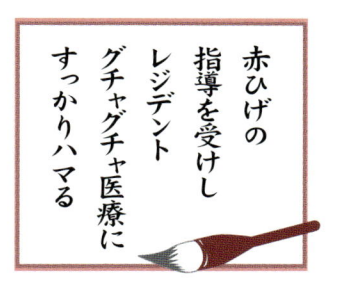

> 赤ひげの
> 指導を受けし
> レジデント
> グチャグチャ医療に
> すっかりハマる

第3章 プレゼンテーション・コミュニケーション　④ 教育・人間ドラマ

大往生

その3　シナリオ通り

　昼過ぎに突然，顔を腫らせて脳外科外来にやってきたそのお年寄りは，83歳の男性でした．一緒に住んでいるという末の娘さんによれば，最近，少しボケてきたものの日常生活は不自由なく，この日も自転車に乗っていて転倒し，顔を打ったということです．以前から他院で腹部大動脈瘤を指摘されていたものの，高齢ということに加えて本人が手術を拒否したため，この数年間はその病院で経過観察だけしていました．ときどきは自分で腹を撫でては
　「だいぶ大きくなってきたなあ」
と言っていたらしいのです．

　顔が腫れている以外は特に神経症状があるわけでもなく，また，頭部CTでも頭蓋内には何の異常も認められませんでしたが，私は入院して経過観察することを勧めました．理由は2つあります．

- 83歳という高齢
- FDP＝33，Dダイマー＝9.65

　当初は何の問題もなくても遅発性に頭蓋内血腫をつくって症状が悪化するtalk & deteriorateは高齢者に非常に多く，また，経験的にFDPやDダイマーが高いという印象があったからです．
　ところが，本人は少しボケているのか
　「悪いけど，帰らせてもらいまっさ」
と言ってそのまま席を立ってしまいました．
　「ちょっと○○さん，待ってくださいよ」
といったものの，大の大人を無理矢理入院させるわけにもいかないので，娘さんの方に，家に帰ってから様子がおかしいようなことがあればすぐに連絡するように念を押して帰宅してもらいました．

❖ talk & deteriorate

　「先生，先ほど診てもらった○○ですが，父の様子がおかしいのです．家

に帰ってひと眠りした後，頭痛が強くなってきたらしく，それに言うこともはっきりしなくなって…」
「意識が悪くなったんですね．救急車ですぐにこちらに来てください」
「わかりました，何とかよろしくお願いします！」

　娘さんから電話があったのは，診察が終わってから 2 時間ほど経ってからでしょうか．ほどなく搬入された○○さんはすでに意識レベルが低下していたため，あわててルート確保と挿管を行い，再度，頭部CTを撮影しました．すると，さっきのCTでは何もなかった右側頭葉に巨大な脳内血腫ができており，緊急で開頭血腫除去を行う羽目になってしまいました．

　このような症例の場合，最初の頭部CTではこれといった所見がないのに数時間後に外傷性の脳内血腫ができていることから遅発性外傷性脳内血腫 （DTICH ＝ delayed traumatic intracerebral hemorrhage) と呼ばれます．このタイプの頭部外傷は，来院時には意識がよくても後で急激に状態が悪化するため，talk & deteriorateといわれることもあります．手術をしても予後が非常に悪いためtalk & dieと呼ばれることすらあります．私自身，今まで何度かこのタイプの頭部外傷の手術をした経験がありますが，死亡率は大体 7 ～ 8 割といったところでしょうか．

　今回の症例も予後が非常に悪いことが予想されましたので，手術直後に
「一応，手術は無事に終わりましたが，数時間以内に脳の他の部位から出血してくることがよくありますので，決して安心しないようにしてください」
と娘さんに説明しました．

　幸いなことに，手術部位も他の部位からも出血することもなく，CT上はうまく経過しました．FDPとDダイマーも手術後には正常となり，本人の意識や左半身の麻痺も徐々に回復していきました．

　家が近いこともあり，面会時間には奥さんと 3 人の娘さんが交代でやって来て世話をし，そのせいもあって少しずつリハビリの方も進みました．ボケの程度も手術前とそう変わらず，「83歳といえばこんなものかなあ」ぐらいのものでした．

第 3 章　④ 教育・人間ドラマ 【大往生】

❖ 夜中の急変！

　　入院の方も1カ月ほどになり，そろそろ近くの病院に転院してもらい，じっくりとリハビリに取り組んでもらう段取りをはじめた頃です．
　　たまたま私が当直をしていた夜，突然，
「○○さんが急変しました！」
というコールがありました．急いで病棟に駆け付けていくと，夜勤ナースが
「今，巡回していたときに，声をかけても全然反応がなかったんです．血圧が84で…」
　　大あわてで，挿管，ルート確保，採血…と処置を行い，ひき続き救急当直の××先生をコールしました．このようなときには，自分1人で頑張るよりも頼りになる応援を呼ぶに限ります．
　　電話で手短かに状況を説明すると，すぐに××先生が脳外科病棟に飛んできてくれました．その後ろからガラガラとエコーの機械を押して走ってくるのは救急部の研修医です．
「うーん，エコーでははっきりと腹腔内出血があるとは言えませんが，既往歴からすると腹部大動脈瘤が怪しいですね．すぐにCTを撮りましょう」
「やっぱり造影も必要ですか？」
「いや，たぶん，単純だけで決着がつくと思いますよ．心臓外科にも連絡しといた方がいいでしょう」
　　というわけで，××先生の指示のもと，研修医の先生と私は手分けしてCTの手配，心臓外科医のコール，家族への連絡などを行っていきました．ちなみにこのときの採血ではFDPとDダイマーがそれぞれ85と16.78と今までの最高値を示していました．
　　腹部CTでは破裂した腹部大動脈瘤がはっきりと写し出されており，造影するまでもなく診断がついてしまいました．あわてて駆け付けて来た心臓外科の△△先生もシブい顔です．
「83歳ですよね…．この年齢で腹部大動脈瘤が破裂したら，手術してもまず助かる見込みはないですねえ．御家族には私の方からお話しして，そのうえで治療方針を決めましょう」
「先生からお話しいただければ助かります．よろしくお願いいたします」
　　というやりとりの後，心臓外科の△△先生が奥さんと娘さんたちに状

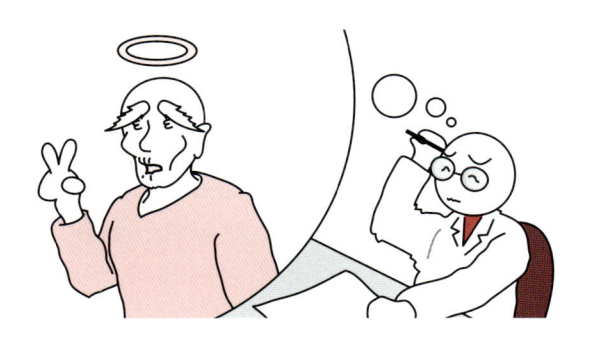

況を説明しました．いくら83歳で助かる見込みが事実上ゼロとはいえ，手術をしない（ということは，あきらめる）という治療方針が最終的に決まるまでには，家族の間でも相当なスッタモンダがありましたが，それも当然のことといえましょう．

　皆が涙にくれるなか，最初に○○さんを病院に連れて来た末の娘さんがポツリとつぶやきました．
「でも…，これでよかったのかもしれません．父はいつも『動脈瘤が破れてコロッと死ぬのが1番や．でも急に死ぬのも何やから，その前に1カ月ぐらい入院しておきたいなあ』と言っていましたから．母と私ら3人で，最後の1カ月間親孝行できたし，結局は父の思い通りになったわけですから」

　○○さんが心停止となったのはもう夜明けが近くなった頃でしょうか．死亡診断書を書きながら思ったことは
　「結局，何もかもジイさんのシナリオ通りにいったわけか．大したもんやなあ」
ということでした．

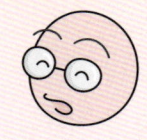

日常診療 虎の巻！一句集

対岸の火事、他山の石

1章

頭痛みて 我が身の能力 振り返る 合理でいくか 効率とるか
p10　頭痛

夕方の 難儀な頭痛の 原因は 知ってりゃ簡単 低髄圧じゃ
p22　低脊髄液圧症候群

ややこしい 手足のしびれ 避けるより カンペを使った 省エネ診療
p50　手足のしびれ

失神と 意識障害 区別せよ 忘れず確認 眼瞼結膜
p56　失神

アルコール しこたま飲んで いい気分 おっと危ない 排尿失神
p60　失神

シンコピで 油断禁物 下腹部痛 まさかまさかの トリプルエーか？
p64　腹部大動脈瘤破裂

慢性の 頭部外傷 もてあます 高次機能の 障害疑え
p70　頭部外傷後の高次脳機能障害

病気した 心当たりは 皆がもつ 忘れず聞こう 解釈モデル
p75　熱中症

徹夜明け 自損事故に 興奮し やたら増やした Sぞ虚しき
p85　自損事故

人間の 自然の治癒力 生かし切ろう 治癒の基本は 閉鎖と湿潤
p89　創傷治療

突然の 急変起こす ワゴトニー 患者は冷や汗 医者アブラ汗
p95　迷走神経反射（ワゴトニー）

認知症 突然わかった 現実に 周囲はオロオロ 本人平然
p101　認知症

長谷川の 点数めぐって 泣き笑い 想定外が 延々続く
p105　認知症

一句集

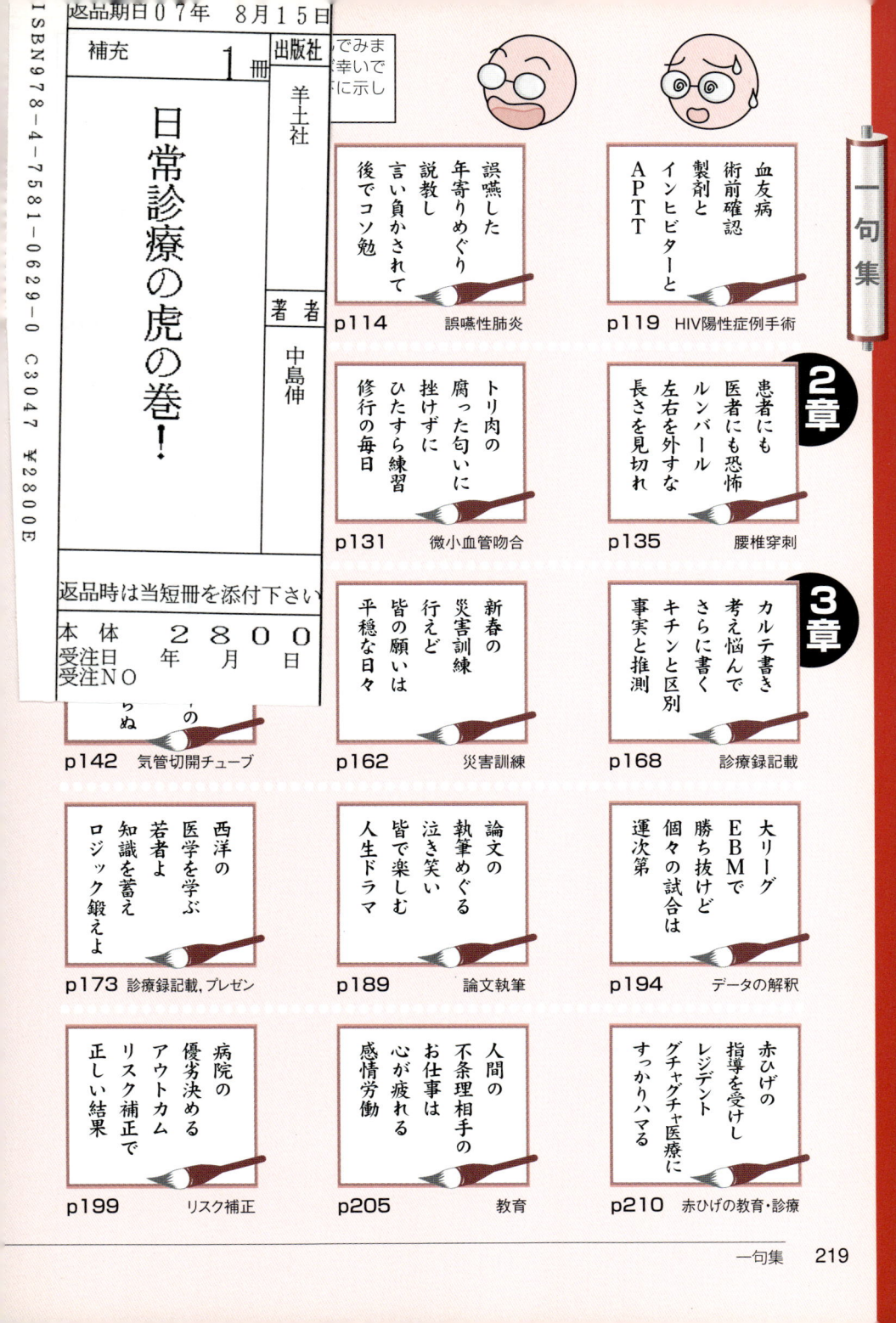

2章

p114　誤嚥性肺炎
誤嚥した
年寄りめぐり
説教し
言い負かされて
後でコソ勉

p119　HIV陽性症例手術
血友病
術前確認
製剤と
インヒビターと
APTT

p131　微小血管吻合
トリ肉の
腐った匂いに
挫けずに
ひたすら練習
修行の毎日

p135　腰椎穿刺
患者にも
医者にも恐怖
ルンバール
左右を外すな
長さを見切れ

3章

p142　気管切開チューブ

p162　災害訓練
新春の
災害訓練
行えど
皆の願いは
平穏な日々

p168　診療録記載
カルテ書き
考え悩んで
さらに書く
キチンと区別
事実と推測

p173　診療録記載，プレゼン
西洋の
医学を学ぶ
若者よ
知識を蓄え
ロジック鍛えよ

p189　論文執筆
論文の
執筆めぐる
泣き笑い
皆で楽しむ
人生ドラマ

p194　データの解釈
大リーグ
EBMで
勝ち抜けど
個々の試合は
運次第

p199　リスク補正
病院の
優劣決める
アウトカム
リスク補正で
正しい結果

p205　教育
人間の
不条理相手の
お仕事は
心が疲れる
感情労働

p210　赤ひげの教育・診療
赤ひげの
指導を受けし
レジデント
グチャグチャ医療に
すっかりハマる

一句集　219

INDEX 索引

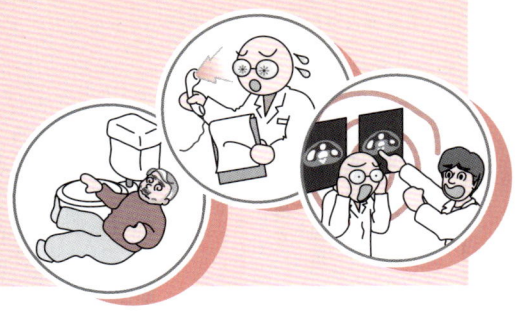

数字

7 words 7lines ····· 181

欧文

A〜D

ACT ·············· 122, 123
Adams-Stokes発作 ·· 57
APTT ················ 122
BPSD ················ 103
case mix ············ 202
chicken wing ········ 132
comorbidity ·········· 202
CPK-MB ·············· 99
CT ···················· 18
DTICH ················ 215
Dダイマー ············ 214

E〜H

EBM（evidence-based medicine） ········ 196
FDP ·················· 214
FLAIR ················· 76
GCS ··················· 70
Glasgow Outcome Scale ·················· 201
GOS ············ 70, 201
H-FABP ··············· 99

HIV ·················· 119

O〜T

outcome measurement ·················· 201
PT ··················· 122
PT-INR ··············· 122
Saturday night palsy ··················· 45
severity ············· 202
SIADH ················ 28
simple triage and rapid treatment ········ 159
S1神経根障害 ········ 51
SOAP ················ 168
SOAP方式 ··········· 176
START方式 ·········· 159
T2*強調画像 ········· 76
TAFな3Ｘ ············ 163
talk & deteriorate ··················· 214
talk & die ··········· 215
TIA ··················· 58
Tinel's sign ·········· 54

和文

あ行

赤ゾーン ············· 149

赤ひげ診療譚 ········ 210
アジドチミジン ······ 123
アルツハイマー ······ 102
アンビューバッグ ···· 142
胃潰瘍 ················ 56
意識障害 ·············· 56
一過性脳虚血発作 ···· 58
陰性予測値 ··········· 13
院内感染 ············· 113
インパクトファクター ·················· 190
インヒビター ········ 121
運動性失語症 ········· 17
エイズ ··············· 119
エンピリック ········ 117

か行

海外留学体験 ········ 183
外傷性くも膜下出血 ·· 72
開扉障害 ·············· 48
咳漱失神 ·············· 57
下垂手 ················ 45
風邪症候群 ·········· 173
下腿三頭筋 ··········· 52
片麻痺 ················ 16
学会発表 ············· 179
化膿性髄膜炎 ········· 12
カルトスタット® ····· 92
感覚性失語症 ········· 17
感情労働 ············· 205

220　日常診療虎の巻！

感度 ……………………… 13	後天性血友病 ……… 121	セファメジン® ……… 115
記憶障害 ……………… 101	高ナトリウム血症 …… 29	前頭側頭型認知症 … 103
気管切開チューブ … 142	誤嚥性肺炎 …………… 114	せん妄 ………………… 110
黄ゾーン ……………… 149	髄液減少症 …………… 12	専門医受験対策 …… 183
教育目標分類学 …… 207	コネイト® ……………… 121	卒後研修 ……………… 183
胸腔ドレーンの留置 ……	コンビビル®錠 ……… 124	**た行**
……………………… 163	**さ行**	大動脈解離 …………… 98
起立性低血圧 ………… 57	災害訓練 ……… 148, 157	チキン・ウイング・アーム
緊張型頭痛 ……… 11, 23	擦過傷 ………………… 91	ロック ………………… 139
クモ膜下出血 …………	三叉神経痛 …………… 12	遅発性外傷性脳内血腫 …
……… 10, 75, 135, 187	市中肺炎 ……………… 117	………………… 90, 215
グリセオール療法 …… 42	失語 ……………………… 17	中核症状 ……………… 103
クリッピング ………… 185	湿潤環境 ……………… 92	中枢性塩類喪失症候群 …
黒ゾーン ……………… 149	失神 ……………………… 56	……………………………… 29
クロスエイトM® …… 121	実体顕微鏡 …………… 134	腸間膜動脈血栓症 …… 97
群発頭痛 ………… 11, 22	自動車賠償責任保険 … 73	手足のしびれ ………… 50
経口/経鼻挿管 ……… 145	自分用手術ノート …… 126	低髄液圧症候群 ……… 24
軽症頭部外傷 ………… 89	重心動揺計 …………… 37	低ナトリウム血症 …… 29
頸椎側面単純レントゲン …	手根管症候群 ………… 54	テガダーム® …………… 92
……………………………… 37	手術記録 ……………… 128	デスモプレシン® ……… 28
頸椎捻挫 ……………… 32	食道破裂 ……………… 98	手羽先 ………………… 132
頸椎マッサージ ……… 40	事理弁識能力 ………… 106	デュオアクティブ® …… 93
痙攣発作 ……………… 58	視力・視野障害 ……… 98	デルマトーム …………… 51
血管性認知症 ………… 102	人格障害 ……………… 72	転倒・転落 …………… 112
血管吻合 ……………… 186	心筋梗塞 ……………… 97	頭蓋内血腫のリスク … 90
血友病 ………………… 120	心原性 ………………… 57	橈骨神経麻痺 ………… 45
血友病A型 …………… 121	身上配慮義務 ………… 107	頭部CT ………………… 89
血友病B型 …………… 121	人力牽引 ……………… 40	徳育 …………………… 208
牽引 ……………………… 38	診療録 ………… 168, 175	特異度 …………………… 13
検査前確率 …………… 13	星状神経節ブロック ……	トリアージ …………… 158
小石川養生所 ………… 210	………………… 35, 38	トリアージタッグ …… 158
後遺障害等級表 ……… 73	正中神経 ……………… 53	トリアージポスト ……
口腔内嫌気性菌 ……… 117	成年後見制度 … 104, 106	………………… 149, 157
後見 …………………… 106	成年後見用診断書 …… 106	トリプル・フェイズ … 84
構語障害 ……………… 17	西洋医学 ……………… 174	トロポニンT …………… 99
鉱質コルチコイド …… 30	椎骨動脈解離 ………… 76	
後上腸骨棘 …………… 136		

な行

尿中肺炎球菌抗原迅速検査
　　　　　　　　　　117
尿崩症　　　　　　　　29
認知症　　　　　　101, 105
認知障害　　　　　72, 101
熱失神　　　　　　　　77
熱射病　　　　　　　　77
熱中症　　　　　　　　77
脳血管造影　　　　　　96
脳梗塞　　　　　　　　16
脳内出血　　　　　　　16
ノバクトM®　　　　　121

は行

肺塞栓　　　　　　　　97
排尿失神　　　　　 57, 60
肺野条件　　　　　　　83
長谷川式痴呆スケール
　　　　　　　　　　101
針刺し事故　　　　　123
破裂脳動脈瘤　　　　187
微小血管吻合　　　　131
ピック病　　　　　　103
皮膚分節　　　　　　 51

ヒポクラテス　　　　212
びまん性軸索損傷　　 72
ビラセプト®錠　　　 124
不安定狭心症　　　　 98
腹腔内出血　　　　　 81
腹腔内臓器　　　　　 82
腹部エコー　　　　　 84
腹部大動脈瘤　　67, 214
腹部大動脈瘤破裂　　 67
腹部鈍的外傷　　　　 82
不定愁訴　　　　32, 173
フロリネフ®　　　　 30
ベイズの定理　　　　 14
辺縁症状　　　　　　103
片頭痛　　　　　 11, 23
保佐　　　　　　　　106
補助　　　　　　　　106

ま行

マネー・ボール　　　194
慢性硬膜下血腫　　　 90
緑ゾーン　　　　　　149
民法12条1項　　　　107
ムチウチ　　　　　　 32
迷走神経反射　　 57, 99

や行

腰椎穿刺　　　　12, 135
腰椎椎間板ヘルニア　 52
腰部脊柱管狭窄　　　 52
読み原稿　　　　　　181

ら行

リスク補正　　　　　199
リセット地獄　　　　127
硫酸アトロピン®　　 100
緑膿菌　　　　　　　117
臨床研修指導医養成講習会
　　　　　　　　　　207
ルンバール　　　　　135
レジオネラ　　　　　117
レビー小体型認知症
　　　　　　　　　　103
連続した回内回外運動
　　　　　　　　　　 49
ロジック　　　　　　173
論文　　　　　　　　189

わ行

ワーファリン®　　　 122

【著者プロフィール】

中島　伸（なかじま　しん）

国立病院機構大阪医療センター
脳神経外科医長

昭和34年　神戸生まれ
昭和59年　大阪大学医学部医学科卒業
大阪大学医学部附属病院，近畿大学医学部附属病院，大阪府立成人病センター，豊中市民病院などを経て，平成6年～9年 米国ボストンのHarvard Medical School および Brigham and Women's Hospital に留学し，帰国後は大阪府立中河内救命救急センター，大阪厚生年金病院などを経て平成14年より現職．
現在は診療の他に研修医教育として院内で週2回の研修医当直症例検討会（通称：寺子屋）をやっています．

日常診療虎の巻！
対岸の火事，他山の石

2007年4月10日　第1刷発行

著　者	中島　伸	
発行人	一戸裕子	
発行所	株式会社 羊土社	
	〒101-0052 東京都千代田区神田小川町2-5-1 神田三和ビル	
TEL	03(5282)1211	
FAX	03(5282)1212	
E-mail	eigyo@yodosha.co.jp	
URL	http://www.yodosha.co.jp/	
装　幀	若林繁裕（ON/OFF）	
印刷所	広研印刷株式会社	

©Shin Nakajima, 2007. Printed in Japan
ISBN978-4-7581-0629-0

本書の複写権・複製権・転載権・翻訳権・データベースへの取り込みおよび送信（送信可能化権を含む）・上映権・譲渡権は，（株）羊土社が保有します．

JCLS ＜（株）日本著作出版管理システム委託出版物＞ 本書の無断複写は著作権法上での例外を除き禁じられています．複写される場合は，そのつど事前に（株）日本著作出版管理システム（TEL 03-3817-5670，FAX 03-3815-8199）の許諾を得てください．

よく出会う診療の疑問をすっきり解決

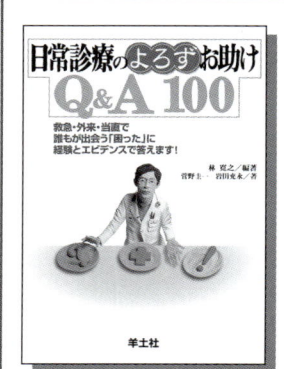

日常診療のよろずお助けQ&A 100
救急・外来・当直で誰もが出会う「困った」に経験とエビデンスで答えます！

林　寛之／編著，菅野圭一・岩田充永／著

増刷を重ねるベストセラー．現場で知りたいことが書かれていると大好評です．
「こんなとき，どう対処したらよいのだろう？」といった実例に基づく研修医の質問に，『レジデントノート』でもおなじみの林寛之先生が丁寧に答えます．
研修医はもちろん，上級医の方にも役立つ1冊．

- □ 定価（本体 3,300円＋税）
- □ A5判　□ 206頁
- □ ISBN 978-4-89706-695-0

必ずおさえておきたい日常診療の禁忌集

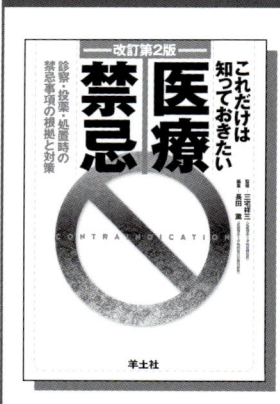

改訂第2版 これだけは知っておきたい 医療禁忌
診察・投薬・処置時の禁忌事項の根拠と対策

三宅祥三／監修，長田　薫／編集

「よくわかる！」と大人気の禁忌集，待望の改訂版！「知らなかった」では済まされない日常診療の禁忌事項を解説．根拠，代替療法，ピットフォールも載っているのでよくわかる！　診察，検査，投薬，処置など各シーン別の分類と1項目1ページの見やすい誌面．

- □ 定価（本体 3,200円＋税）
- □ A5判　□ 204頁
- □ ISBN 978-4-7581-0624-5

発行　羊土社
〒101-0052　東京都千代田区神田小川町2-5-1 神田三和ビル
TEL 03(5282)1211　FAX 03(5282)1212　郵便振替00130-3-38674
E-mail:eigyo@yodosha.co.jp　URL:http://www.yodosha.co.jp/

ご注文は最寄りの書店，または小社営業部まで